Michèle et Michel Bontemps

L'Aromathérapie

Les huiles essentielles, une médecine familiale à la portée de tous

le cherche midi

Sommaire

Introduction

Les huiles essentielles possèdent de très nombreuses propriétés. Le but de ce livre n'est pas de vous offrir une documentation technique et scientifique. Il s'agit, en effet, de produits extrêmement complexes, et de nombreuses études leur ont déjà été consacrées. Au cours de votre lecture, vous trouverez des références d'ouvrages importants sur le sujet.

Ce que j'ai cherché, avant tout, c'est à vous expliquer pratiquement, concrètement, comment les utiliser au mieux en médecine familiale. Pour vous, pour votre famille, sans danger.

En effet, la médecine des huiles essentielles, l'aromathérapie, est une médecine à part entière. Je pense, après trente années d'expérience, que seul un praticien spécialisé devrait les prescrire.

La plupart des huiles essentielles sont douées de propriétés bactéricides (propres à détruire les microbes). Certaines sont fongicides (elles éliminent les mycoses, les « champignons ») mais chacune d'entre elles possède des propriétés particulières.

Par exemple :

- le Thym, fortement bactéricide, améliore la digestion, combat la bronchite ;
- la Sarriette, qui détruit les mycoses, est un formidable stimulant ;
- le Romarin, étonnant pour combattre la fatigue, facilite le travail du foie, stimule la circulation, etc.

Je pourrais vous citer 300 espèces différentes, dont chacune possède plusieurs propriétés !

Comment s'y retrouver ?

La réalité est encore plus complexe. Selon la variété de la plante, son terrain, son ensoleillement, les propriétés diffèrent. Certaines variétés de Thym sont stimulantes, d'autres bactéricides, d'autres calmantes... Il en est de même pour les différentes Menthes. C'est ce que les spécialistes nomment le « chémotype » de la plante. Ainsi, acheter une huile essentielle de Thym ne signifie rien. Il y a 300 sortes de Thym aux propriétés différentes ! Croyez-moi. Laissez cette grande médecine aux spécialistes.
En revanche, voyons ensemble le moyen le plus sûr de profiter, sans danger, de ces extraits aromatiques merveilleux. Car en fait, vous pouvez, seul, sans risque, effacer toutes les douleurs, musculaires et articulaires, éliminer poux et pellicules, soigner les maux d'oreilles, lutter contre la fatigue, améliorer la circulation du sang, soigner la sinusite, la constipation, les ballonnements, les infections gynécologiques, supprimer la plaque dentaire, lutter contre les angines, les bronchites, les maux de gorge... Et bien d'autres choses encore. À condition d'apprendre à bien « marier » les huiles essentielles et à les utiliser avec intelligence.

Je vous invite à découvrir le secret de la synergie des huiles essentielles.

Ce qu'il faut savoir sur les huiles essentielles

L'utilisation à des fins curatives des huiles essentielles de plantes est appelée « aromathérapie ». Branche particulière de la phytothérapie qui concerne, elle, l'ensemble des utilisations des plantes, elle a pris une telle ampleur et connaît un tel succès qu'elle est devenue un mode de soins à part entière que le public ne sait pas toujours utiliser.
Vous trouverez dans cet ouvrage des indications d'utilisation claires et précises des huiles essentielles. Cependant, nous attirons votre attention sur le fait que ces huiles sont des produits très actifs et qu'elles ne doivent pas être employées sans précaution. De même qu'il ne faut pas les utiliser de manière prolongée sans avoir l'avis d'un spécialiste compétent.

Que sont les huiles essentielles ?

Ce sont des extraits volatils et odorants que l'on obtient de certains végétaux par distillation à la vapeur d'eau, par pressage ou par incision.

Contrairement à ce que l'on croit parfois, toutes les plantes n'en contiennent pas. Ce sont les plantes dites aromatiques qui les fournissent. Une fois extraites de la plante, elles se présentent sous forme liquide, à l'exception de l'huile essentielle de Bornéo, ou Camphre de Bornéo, qui se présente sous forme de paillettes.

On les nomme également essences végétales, huiles volatiles, essences aromatiques ou arômes : tous ces termes concernent le même produit ; l'appellation « huile essentielle », qui est la plus précise, est employée en pharmacie ou pour leur manipulation technique. C'est celle que nous vous conseillons d'employer.

Composants des huiles essentielles

Les huiles essentielles sont constituées de différents composants : terpènes, sesquiterpènes, aldéhydes, esters, cétones, lactones, phénols et d'autres composants qui ne sont pas encore tous analysés.

Les proportions de ces constituants varient en fonction de chaque essence et tous ne sont pas obligatoirement présents.

Parmi ces constituants, certains – les terpènes ou résines – peuvent être irritants pour la peau ou les muqueuses. C'est pourquoi on utilise dans certains cas des essences « déterpénées ».

Ces essences déterpénées sont des huiles essentielles privées de ces facteurs irritants par différents moyens techniques. Ce sont donc des essences naturelles mais incomplètes.

Les plus fréquemment déterpénées sont : l'Origan, le Thym, la Lavande, le Citron et la Sarriette.

Qualité des huiles essentielles

Seules les huiles essentielles naturelles ont des propriétés thérapeutiques. Les huiles essentielles artificielles, dont l'odeur copie à s'y méprendre celle des essences naturelles, sont constituées de composants fort éloignés de ceux du produit végétal. Elles ne sont utiles, de ce fait, qu'en parfumerie, en droguerie ou en industrie. Ce sont des produits totalement chimiques, sans aucune action thérapeutique.

En revanche, les essences rectifiées, distillées deux fois afin d'en éliminer les substances étrangères ou les impuretés ayant été entraînées lors de la première distillation, sont parfaitement naturelles.

Les essences de plantes doivent correspondre à des critères précis.

Une essence de bonne qualité doit :

- être produite par distillation à la vapeur d'eau (cas le plus général) ou être obtenue par pression à froid (huiles essentielles extraites des agrumes) ;
- provenir de la production de l'année car la conservation des principes actifs, du fait de leur caractère volatil, est délicate ;
- être pure, non mélangée à d'autres essences d'un prix de revient moins élevé (ce qui est trop souvent le cas) ;

• posséder l'appellation de la plante d'origine, selon la dénomination botanique classique, l'idéal étant de faire figurer le nom latin pour lever toute ambiguïté. Ainsi, actuellement, bien malin qui pourrait dire quelle est l'essence de plante vendue communément sous le nom de Verveine : trois plantes au moins sont susceptibles d'être concernées.

Enfin, les essences, comme les vins, ont des « crus » de plus grande qualité selon les lieux de culture : ainsi, la Cannelle devrait être de « Ceylan » et la Menthe « Mitcham », d'Angleterre.

L'extraction des essences est très délicate. Elle ne peut être faite que par des professionnels, industriels ou artisans spécialisés et bien équipés.

Pour être sûr que l'huile essentielle est pure et naturelle, le consommateur doit toujours demander à son fournisseur si celle-ci a subi une analyse nommée « chromatographie », qu'il doit être en mesure de produire.

Sans entrer dans des détails techniques, sachez que chaque huile essentielle naturelle et pure est caractérisée par un graphique ressemblant à la courbe de température d'un malade, avec des « pics » caractéristiques qui doivent être identiques à ceux de l'essence type de référence.

Vous pouvez demander à votre fournisseur de vous le transmettre. C'est le seul gage de qualité que vous puissiez avoir.

Prix des huiles essentielles

Les huiles essentielles sont, hélas, des produits onéreux et, d'une plante à l'autre, les prix peuvent varier dans des proportions de 1 à 1000. Ceci est fonction du rendement à la distillation.

Ainsi, pour 100 kg de plantes, vous obtiendrez 3 kg d'huile essentielle d'Eucalyptus ou de Pin, mais seulement 500 g à 1 kg d'huile essentielle de Genièvre ou 200 g d'huile essentielle de Thym.

De plus, il est certainement plus aisé de recueillir 100 kg de feuilles d'Eucalyptus que 100 kg de baies de Genièvre, peu nombreuses sur un arbuste bien défendu par ses piquants !

Ainsi, nous avons les deux essences extrêmes : l'essence de Pin, qui est la moins chère et qui possède des propriétés thérapeutiques multiples, et l'essence de Néroli, la plus chère de toutes (prix de vente : plus de 20000 €

le kilo), car, pour obtenir un kilo d'essence de Néroli, il faut approximativement une tonne de fleurs d'oranger, ce qui nécessite de dépouiller 40 arbres !

Propriétés générales des huiles essentielles

Les huiles essentielles sont des produits extrêmement concentrés et très actifs, à utiliser aussi bien par voie interne qu'externe.

Elles sont très volatiles et, par évaporation, dispersent leurs principes actifs dans l'atmosphère. Cette propriété est largement utilisée en thérapeutique.

Elles ont aussi la particularité de franchir la barrière cutanée qui, habituellement, s'oppose à la pénétration dans l'organisme des produits venant de l'extérieur.

Cette barrière franchie, les huiles essentielles se dispersent très rapidement dans l'organisme et se dirigent sélectivement vers les organes sur lesquels elles sont actives (le Romarin sur le foie, l'Hysope vers les bronches, etc.).

Cette propriété est idéale pour leur emploi en cosmétique, en bains ou en frictions.

Enfin, elles ont pratiquement toutes, à des degrés divers, des propriétés antiseptiques très marquées :

– ainsi, la puissance de l'huile essentielle de Girofle, bien connue comme désinfectant dentaire, est telle que son émulsion à 1 % est 3 à 4 fois plus active que le phénol, désinfectant puissant ;

– quant à l'huile essentielle de Thym, elle est encore plus étonnante : une solution à 5 % tue le bacille de la fièvre typhoïde et celui de la dysenterie en 2 minutes, le colibacille en 2 à 8 minutes, le streptocoque et le staphylocoque en 4 à 8 minutes.

Nous pourrions multiplier les exemples de ce type avec les essences d'Origan, de Cannelle, de Lavande, de Sarriette, etc.

Les huiles essentielles peuvent, dans certains cas, éviter les antibiotiques et ce sans l'inconvénient de voir se développer des souches microbiennes encore plus résistantes.

Elles ont, de plus, un pouvoir certain sur les champignons responsables des mycoses, en particulier l'essence de Sarriette, efficace là où des remèdes classiques ont échoué.

D'autres huiles essentielles peuvent agir sur le système sympathique (le système sympathique est le système nerveux autonome qui régule tous les organes internes) :

- Lavande, Marjolaine, Camomille, Menthe, Ylang-Ylang.

Et sur le système neuroendocrinien ou circulatoire qu'elles stimulent :

- Citron, Cyprès, Carvi, Romarin, Sauge, Sassafras, etc.

Enfin, elles permettent à l'organisme de mieux se défendre contre la maladie, grâce à leurs propriétés stimulantes mais aussi grâce au pouvoir qu'elles possèdent d'augmenter la quantité d'ions négatifs de l'atmosphère dans laquelle elles sont diffusées.

Les huiles essentielles rares et précieuses

Pour bien comprendre la concentration de ces produits et leurs prix élevés, voici les quantités moyennes d'huiles essentielles fournies par 100 kg de plante (*Formulaire pharmaceutique*, Éd. Vigot, 1965).

Absinthe (herbe)	**300 à 400 g**
Camomille romaine (fleur)	**700 g à 1 kg**
Eucalyptus (feuille sèche)	**3 kg**
Genièvre (baie)	**500 g à 1,2 kg**
Hysope (herbe)	**400 g**
Lavande (fleur)	**2,9 kg**
Persil (herbe)	**300 g**
Sauge (feuille)	**1,4 à 1,7 kg**
Thym (feuille et fleur)	**1 kg**
Valériane (racine)	**150 g**
Ylang-Ylang (fleur)	**1,6 à 2 kg**

Cela vous explique pourquoi les huiles essentielles sont souvent falsifiées, en ajoutant des huiles essentielles moins chères (Pin), ou même, tout simplement, reconstituées chimiquement. Dans ce cas, il ne reste que l'odeur ! L'huile essentielle reconstituée est dénuée d'effets thérapeutiques, et peut même être nocive et dangereuse.

Précautions d'emploi

Extrêmement volatiles, les huiles essentielles doivent être protégées. Extrêmement concentrées et agressives pour les muqueuses, leur ingestion ne doit se faire que sur prescription.

Conservation

– Les huiles essentielles pures doivent être conditionnées en flacon de verre brun, muni d'un bouchon spécial, inviolable par les enfants. En effet, l'huile essentielle ne peut pas se conserver dans un flacon en plastique qu'elle détruit. Le plastique se « ramollit ». La lumière modifiant ses propriétés, un verre teinté brun est indispensable.
– Vous les trouverez en général en flacon de 15 ou 30 ml.
– Assurez-vous que l'huile essentielle est pure et non diluée dans l'alcool.

Prescription

Les huiles essentielles possèdent d'étonnantes propriétés, notamment antiseptiques, qui les font prescrire dans de nombreuses pathologies, et tout d'abord pour soigner les maladies infectieuses. Il a été prouvé que les huiles essentielles pouvaient détruire les microbes les plus rebelles :

- bacille typhique, bacille de Shiga (dysenterie), bacille de Koch (tuberculose), détruits par la simple essence de Thym !

Le Dr Cavel a mis en évidence les propriétés bactéricides des huiles essentielles en ensemençant un bouillon de viande avec l'eau d'une fosse septique !

Les doses infertilisantes, c'est-à-dire nécessaires pour détruire tous les microbes, ont été analysées. En voici les quantités requises pour 1 000 cm^3 (étude tirée de l'ouvrage *Aromathérapie* du Dr Jean Valnet).

ESSENCES À DOSES INFERTILISANTES POUR 1 000 CM³

Thym	**0,7**
Origan	**1,0**
Portugal (Orange)	**1,2**
Verveine	**1,6**
Cannelle de Chine	**1,7**
Rose	**1,8**
Girofle	**2,0**
Eucalyptus	**2,25**
Menthe	**2,5**
Géranium rosat de France	**2,5**
Reine-des-prés	**3,3**
Aspic	**3,5**
Badiane	**3,7**
Iris	**3,8**
Cannelle ordinaire	**4,0**
Serpolet	**4,0**
Anis	**4,2**
Moutarde	**4,2**
Romarin	**4,3**
Cumin	**4,5**
Néroli	**4,75**
Bouleau	**4,8**
Lavande	**5,0**
Mélisse	**5,2**
Ylang-Ylang	**5,6**
Genièvre (baies)	**6,0**
Fenouil doux	**6,4**
Ail	**6,5**
Citron	**7,0**
Cajeput	**7,2**
Sassafras	**7,5**
Héliotrope	**8,0**
Térébenthine	**8,6**
Persil	**8,8**
Violette	**9,0**

Ces propriétés bactéricides, agissant sur des sphères spécifiques selon les huiles essentielles, les font prescrire en gélule, ovule ou suppositoire.

• Rien de tel que l'Eucalyptus pour agir sur les bronches, le Cajeput sur les voies respiratoires supérieures, le Santal sur les voies urinaires, etc.

41 huiles essentielles pour la plus parfaite synergie

Chaque huile essentielle est dotée de pouvoirs antiseptiques, bactéricides et antiviraux mais possède, en plus, des pouvoirs étonnants pour améliorer, pour guérir de nombreuses affections. Parfois plus de 30 ! Sélectionner celle qui vous convient n'est pas chose aisée. Bien souvent, en lisant les ouvrages consacrés à l'aromathérapie, nous avons envie d'utiliser plusieurs huiles essentielles en même temps mais, dans ce cas, vont-elles se « marier » l'une l'autre ? Leurs propriétés vont-elles se renforcer, se dynamiser ou, au contraire, s'autodétruire ?
Après des années de recherches avec plusieurs aromathérapeutes, après bien des essais, des tâtonnements et des expériences, j'ai fini par sélectionner le meilleur de tous les mariages. C'est à la fois beaucoup et peu. Si je compte 300 espèces différentes et de multiples sous-espèces, j'arrive à 2000 variétés d'huiles essentielles disponibles ! Vous voyez que le choix n'a pas été évident. Car, non seulement il a fallu sélectionner les plus intéressantes, mais encore celles dont le mariage entraînait un plus, un effet plus puissant, plus rapide.

Ce mariage idéal, cette synergie parfaite, je l'ai obtenu en mélangeant 41 huiles essentielles !

Quelles sont ces 41 huiles essentielles ?

Huile essentielle d'Aneth .... **Anethum graveolens**
Huile essentielle d'Anis .... **Pimpinella anisum**
Huile essentielle de Basilic .... **Ocymum basilicum**
Huile essentielle de Bay de Saint Thomas .... **Pimenta acris**
Benjoin (teinture) .... **Styrax benzoin**
Huile essentielle de Bois de rose .... **Aniba Rosaedora**
Huile essentielle de Cajeput .... **Melaleuca leucadendron**
Huile essentielle de Cannelle de Chine .... **Cinnamomum cassia**
Huile essentielle de Citron .... **Citrus limonum**
Huile essentielle de Citronnelle .... **Cymbopogon nardus**
Huile essentielle de Cumin .... **Cuminum cyminum**
Huile essentielle de Cyprès .... **Cupressus sempervirens**
Huile essentielle d'Eucalyptus .... **Eucalyptus globulus**
Huile essentielle de Fenouil .... **Foeniculum vulgare**
Huile essentielle de Genièvre (baie) .... **Juniperus communis**
Huile essentielle de Géranium .... **Geranium robertianum**
Huile essentielle de Gingembre .... **Zingiber officinale**
Huile essentielle de Girofle (clou) .... **Eugenia caryophyllus**
Huile essentielle de Lavande .... **Lavandula angustifolia**
Huile essentielle de Lavandin .... **Lavandula hybrida**
Huile essentielle de Macis .... **Myristica fragans**
Huile essentielle de Mandarine .... **Citrus tangerina**
Huile essentielle de Marjolaine sauvage .... **Origanum marjorana**
Huile essentielle de Mélisse .... **Melissa officinalis**
Huile essentielle de Menthe crépue .... **Mentha viridis**
Huile essentielle de Menthe poivrée .... **Mentha piperata**
Huile essentielle de Myrrhe .... **Commiphora myrrha**
Huile essentielle de Niaouli .... **Melaleuca viridiflora**
Huile essentielle d'Orange .... **Citrus dulcis**
Huile essentielle d'Origan .... **Origanum vulgare**
Huile essentielle de Persil .... **Carum petroselinum**
Huile essentielle de Petit Grain .... **Citrus amara**
Huile essentielle de Pin .... **Pinus sylvestris**
Huile essentielle de Romarin .... **Rosmarinus officinalis**
Huile essentielle de Sarriette .... **Satureia hortensis**
Huile essentielle de Sauge officinale .... **Salvia officinalis**
Huile essentielle de Serpolet .... **Thymus serpyllum**

Huile essentielle de Thym .... **Thymus vulgaris**
Huile essentielle de Verveine .... **Lippia citriodora**
Huile essentielle de Wintergreen .... **Gaultheria procumbens**

Comment utiliser ce mélange aux 41 huiles essentielles ?

L'utilisation de cette parfaite synergie, en médecine familiale, ne doit se faire qu'en usage externe : vous ne devez jamais avaler d'huile essentielle ! L'usage interne (gouttes, gélules, suppositoires, comprimés...) doit être réservé à la prescription médicale. Toutefois, pour pouvoir les utiliser dans de nombreuses préparations, il est nécessaire de pouvoir les mélanger à l'eau... sinon ni bain, ni lavement, ni injection ! Or le problème n'est pas si simple : il s'agit d'huiles, et les huiles ne se mélangent pas avec l'eau. Sauf si vous faites preuve d'imagination !

Première étape, la plus compliquée : préparer votre mélange des 41 huiles essentielles. En fait, c'est long mais simple : vous devez simplement les mélanger à parts égales. Par exemple, vous achetez 41 flacons de 15 ml (sans doute fort onéreux !), vous les versez dans une bouteille d'un litre (elle sera assez grande), et votre mélange est prêt pour de nombreuses utilisations.

Deuxième étape, la plus simple : pour l'utiliser en massage, il suffit d'ajouter 100 ml d'huile végétale (olive, onagre, figue de Barbarie...) à 15 ml du mélange des 41 huiles essentielles.

Troisième étape, l'utilisation dans l'eau : versez 2 cuillères à soupe de poudre de lait dans un grand verre, ajoutez 30 gouttes du mélange, versez dans un plus grand récipient, complétez avec de l'eau tiède. Ainsi, les huiles essentielles se dilueront très bien dans l'eau. Votre préparation sera prête pour un bain, un lavement, une injection.

Vous pouvez également varier les préparations :

- Pour une utilisation en diffuseur : simplement quelques gouttes pures dans votre appareil ou sur une soucoupe que vous placerez sur un radiateur ou dans un coin de la pièce.
- En vaporisation : mélangez avec de l'alcool à 60 degrés, à raison de 15 %. Par exemple : 85 ml d'alcool pour 15 ml du mélange.
- La meilleure et la plus facile des solutions : demandez à votre pharmacien de vous préparer le mélange souhaité. Il détient une « base hydrodispersante » qui permet aux huiles essentielles de se mélanger à l'eau. Il peut également vous en vendre pour faire vos mélanges à la maison.
- Pour des gouttes auriculaires, choisissez le mélange avec l'huile d'olive ou la base hydrodispersante.

L'huile aux 41 huiles essentielles utilisée pure

En massage

- Prenez quelques gouttes dans le creux de votre main. Frottez bien vos deux mains l'une contre l'autre pour chauffer le mélange d'huiles essentielles.
- Appliquez sur les muscles avec la paume de la main, bien à plat, mais de façon à ce que toute la main soit en contact avec les muscles à masser. Appuyez doucement mais fortement, pour bien drainer le sang.
- Massez les membres, des extrémités vers le cœur.
- Massez le dos avec les mains bien à plat de chaque côté de la colonne vertébrale, en appuyant fortement de bas en haut, puis plus doucement de haut en bas.

Attention !

- **Ne quittez jamais le contact de la peau, c'est-à-dire qu'une des deux mains doit toujours rester sur le corps de la personne massée afin que l'énergie continue à circuler.**
- **Évitez de masser derrière les genoux et sur l'aine.**

- Appliquez sur l'ensemble de l'articulation et des zones douloureuses. Insistez sur les ligaments avec le bout des doigts. Ce sont toujours eux qui souffrent. N'hésitez pas à les masser fortement. Si quelqu'un vous dit que c'est dangereux, ne le croyez pas. J'ai soigné de très nombreux sportifs et je vous garantis que c'est la seule chose efficace en cas de douleurs articulaires.

• **Sur les points précis douloureux**, sur les points réflexes (sous les pieds, les points d'acupuncture), massez avec le bout des doigts (ou d'un seul doigt) en tournant dans le sens contraire des aiguilles d'une montre, pour dissiper une douleur, un surcroît d'énergie.

• Au contraire, tournez dans le sens des aiguilles d'une montre pour dynamiser un point faible ou fatigué et pour juguler une baisse d'énergie.

Attention !

• Lorsqu'un produit contient un pourcentage élevé d'huiles essentielles, il faut éviter tout contact avec les muqueuses, les yeux, les parties génitales.

• Vous devez également éviter, après un massage ou une friction, de vous exposer au soleil. Les huiles essentielles accélèrent le bronzage et vous pourriez voir votre peau marquée de taches brunes, souvent indélébiles.

En friction

• Sur le torse, en cas de refroidissement :

– frictionnez le buste avec la paume de la main bien à plat, rapidement, en tournant dans le sens des aiguilles d'une montre. Prenez soin, au préalable, de chauffer l'huile aux 41 huiles essentielles en frottant bien les paumes de vos mains l'une contre l'autre ;

– cette friction doit s'effectuer sur le devant du buste et sur le dos. Il est beaucoup plus facile et agréable de trouver des mains amies !

• Sur le cuir chevelu, en cas de pelliculose, poux, chute de cheveux :

– le mélange non seulement désinfecte, mais stimule très fortement la microcirculation. Il est efficace car, dans bien des cas, l'alopécie est provoquée par la présence de microbes et une perturbation de la circulation capillaire ;

– si vous utilisez le mélange aux 41 huiles essentielles en friction du cuir chevelu, ne vous inquiétez pas de la chute de cheveux aux premières applications : les cheveux qui restent collés à vos mains sont morts depuis au moins 3 mois ! C'est le temps moyen entre la mort du cheveu et sa chute. Elle est, hélas, inéluctable ! Ces cheveux morts seraient tombés, de toute façon... quelques jours plus tard ;

– il faut laisser agir les huiles essentielles pendant au minimum 15 minutes avant de vous laver les cheveux ;

– cette friction ne doit pas être exécutée plus d'une fois par semaine car elle pourrait provoquer une très forte réaction.

• Sur les muscles avant l'effort pour activer la circulation ; après l'effort pour éliminer les toxines, les courbatures.

• Tout simplement en cas de douleurs, de refroidissement, de mauvaise circulation artérielle (muscles froids, extrémités froides) ;

– sur les muscles : les mains bien à plat, avec des mouvements rapides.

• Pour dissiper céphalée et migraine :

– sur les tempes, avec l'index et le majeur réunis. Frictions de haut en bas, avec de petits mouvements rapides, puis en tournant dans le sens contraire des aiguilles d'une montre.

En gouttes auriculaires

• En cas d'otalgie (douleur d'oreille), d'otite :

– 2 gouttes dans l'oreille, avant de recouvrir d'un petit morceau de coton. De préférence le soir, au coucher ;

– pendant les vacances, si vous vous baignez beaucoup, prenez soin de vous nettoyer les oreilles, chaque jour, avec l'huile aux 41 huiles essentielles. C'est le meilleur moyen d'éviter les infections. La plupart des eaux sont aujourd'hui polluées.

En diffuseur d'atmosphère

• Il faut choisir un diffuseur électrique, de fabrication sérieuse. Les gouttelettes « vaporisées » dans l'atmosphère doivent être minuscules, au maximum 0,2 micron (millième de millimètre), sinon elles risqueraient de vous brûler les bronches.

• Chaque soir, avant de vous coucher, branchez votre diffuseur pendant une heure. Toute la nuit, vous respirerez le mélange aux 41 huiles essentielles. L'action bactéricide est si puissante que vos poumons seront totalement purifiés au matin. Vous pourrez ainsi évacuer tous les miasmes de la pollution.

Finies, les grippes, bronchites et rhinopharyngites. Vous passerez l'hiver en pleine forme. C'est la solution miracle pour les enfants qui font des rhumes à répétition et à qui l'on donne – inutilement – autant d'antibiotiques !

En diffuseur de radiateur

• Si votre maison est équipée d'un chauffage central, l'air est trop sec. Placez entre les lames de vos radiateurs des récipients pleins d'eau ou, tout simplement, sur les radiateurs eux-mêmes.

• Ajoutez, chaque jour, quelques gouttes de l'huile aux 41 huiles essentielles. Sa formule exclusive lui permet de se mélanger à l'eau.

L'air ne sera plus sec. De plus, il sera sain, purifié. Vous n'aurez plus le nez sec ni bouché. Vous respirerez plus facilement. C'est idéal si vous ronflez la nuit.

Quelques gouttes sur votre mouchoir

• Pour affronter la pollution, les collègues toujours malades :

– le matin, avant de partir, versez quelques gouttes d'huile aux 41 huiles essentielles sur votre mouchoir.

– plusieurs fois par jour, discrètement, respirez dans votre mouchoir, bien à fond. C'est un moyen simple et radical pour tuer net microbes et virus. Vos proches se demanderont pourquoi vous n'attrapez jamais rien : confiez-leur votre secret...

• Si par malheur vous êtes victime d'un refroidissement :

– versez quelques gouttes sur un mouchoir que vous respirerez plusieurs fois par jour. Plus sain et plus efficace que les antibiotiques.

L'huile aux 41 huiles essentielles diluée dans l'eau

La formule exclusive de l'huile aux 41 huiles essentielles permet de la rendre hydrodispersible, c'est-à-dire de la diluer dans l'eau.

Une huile essentielle, comme son nom l'indique, est un produit huileux qui ne se mélange pas à l'eau. Essayez de verser quelques gouttes d'huile essentielle dans l'eau : elles surnagent. Si vous tentez de prendre un bain, par exemple, en versant de l'huile essentielle pure dans l'eau, non seulement vous n'obtiendrez aucun effet thérapeutique mais, de plus, les gouttelettes vont se coller à votre peau.

J'ai connu plusieurs personnes qui ont voulu prendre un tel bain avant de s'exposer au soleil. Le résultat fut dramatique. Les gouttes d'huiles essentielles ont photosensibilisé la peau qui s'est retrouvée parsemée de taches brunes, absolument indélébiles ! Surtout, n'essayez pas de mélanger eau et huile essentielle : c'est impossible ! Seule une formule exclusive, spécialement fabriquée en laboratoire, permet cet exploit. Et autorise une utilisation sans risque.

En grand bain

• 2 cuillères à soupe pour un grand bain seront suffisantes. Le bain doit être très chaud. Sa durée : 10 à 15 minutes.

• Mais il est indispensable que votre bain soit suivi d'une douche froide des jambes, au minimum des pieds et des mollets, pour éviter les stases veineuses, c'est-à-dire pour éviter que le sang ne s'amasse dans les chevilles et les pieds. C'est idéal pour faciliter le travail du cœur.

C'est surtout l'utilisation la plus agréable de l'huile aux 41 huiles essentielles. Ne croyez pas pour autant que ce soit la moins efficace. Bien au contraire.

Les huiles ont cette propriété étonnante et rarissime de pouvoir passer la barrière cutanée. Ce que les aromathérapeutes nomment « action iatraliptique ». Plus encore : non seulement, elle passent à travers la peau, mais vont se diriger électivement vers leur organe cible.

Des expériences ont été pratiquées en faculté de pharmacie : l'huile essentielle est marquée avec un isotope radioactif, de façon à pouvoir suivre son cheminement dans l'organisme. C'est spectaculaire. L'huile essentielle, à toute vitesse, va se fixer sur l'organe qu'elle est à même de traiter au mieux.

Vous pouvez vous en rendre compte par vous-même :

– Frictionnez n'importe quel endroit de votre corps (le pied, par exemple) avec de l'huile essentielle d'Eucalyptus. Trois minutes après, vous exhalez par la bouche la vapeur d'Eucalyptus. L'huile essentielle est allée directement se fixer dans les poumons.

– Frictionnez-vous avec une huile essentielle d'Oignon (l'odeur est répugnante !). Immédiatement, votre bouche est sèche. L'huile essentielle d'Oignon a une affinité particulière avec les muqueuses (toutes les muqueuses !).

– Le Romarin, lui, va se fixer dans le foie.

Imaginez ce qui arrive avec 41 huiles essentielles ! Tous vos organes sont immédiatement régénérés, tonifiés, soignés. C'est tout le secret d'une telle panacée !

En bain de siège

Très bénéfique en cas de défaillance sexuelle, d'hémorroïdes, d'infections gynécologiques, de prurit, de pertes blanches, mais également de maux de gorge. Eh oui ! Sans oublier les troubles digestifs : constipation, ballonnements, faiblesse hépatique.

• Il suffit de 30 gouttes du mélange des 41 huiles essentielles diluées préalablement avec ½ verre de poudre de lait et de l'eau chaude que vous verserez dans une bassine d'eau tiède (37 °C environ) pour un bain de siège chaud.

• N'oubliez pas de faire suivre ce bain de siège chaud d'un bain froid ou tout simplement d'une douche froide.

Attention : n'appliquez jamais le mélange des 41 huiles essentielles pures sur les muqueuses.

Suivez ce conseil, chaque jour, en cas de difficultés sexuelles... vous serez très étonné des résultats, et votre partenaire plus encore.

En bain de mains

• 2 cuillères à soupe pour un bain de mains très chaud.

Le meilleur traitement pour certains troubles circulatoires comme la maladie de Raynaud, maladie terrible qui peut aller jusqu'à l'amputation des phalanges. Ce traitement par bain des mains est le meilleur que je connaisse.

Essayez ce bain en cas de bronchite ou d'asthme.

En bain de pieds

• 2 cuillères à soupe pour un bain de pieds très chaud. L'eau doit être à 38 °C, et, pendant les 10 minutes du bain, vous devez ajouter progressivement de l'eau très chaude.

Le soulagement est immédiat en cas de migraine, mal de gorge, sinusite.

En lavage de sinus

Cette pratique, que les yogis nomment Neti Krya, est très intéressante.

• Il faut prendre un petit récipient en plastique ou en porcelaine, spécialement conçu pour cette opération. Cet appareil, quelquefois désigné sous le nom de Lola Neti, ressemble à une théière.

• Remplissez-le d'eau à peine tiède, ajoutez 20 gouttes d'huile aux 41 huiles essentielles. Mélangez bien (je vous conseille de verser les gouttes avant de remplir le récipient).

• Placez l'embout verseur dans une narine, penchez la tête en avant et sur le côté opposé. Très facilement l'eau pénètre par une narine et s'évacue par l'autre.

L'effet est bizarre la première fois, mais la manœuvre s'acquiert rapidement. Je l'ai maintes fois démontré à la télévision, en direct !

Les yogis pratiquent cette ablution avant chaque séance de yoga. Je vous la conseille chaque matin, au réveil.

Il est important de se nettoyer les fosses nasales pour éviter rhume et sinusite.

Mais bien plus encore, les muqueuses nasales sont des zones réflexes capitales, en rapport avec tous les organes du corps. C'est pourquoi, en médecine naturelle, nous utilisons la sympathicothérapie.

Cette méthode réflexe permet d'obtenir des guérisons rapides dans bien des maladies, notamment celles liées à un état de stress : anxiété, dépression, insomnie, excès de poids, impuissance, frigidité, difficultés à avoir un enfant, mais aussi diabète, baisse des défenses immunitaires... et bien d'autres encore. En stimulant, chaque jour, vos fosses nasales, c'est tout votre organisme que vous revivifiez.

En lavement

• Pour une poire rectale d'un litre, comptez une cuillère à café. Le lavement doit être tiède.

À notre époque où l'alimentation contient de plus en plus de produits chimiques qui détruisent la flore intestinale, il est recommandé de pratiquer un tel lavement 2 fois par mois. En effet, lorsque votre flore intestinale est détruite, champignons (*Candida albicans*) et germes pathogènes s'installent ausitôt. Le résultat ? Fatigue, constipation, flatulences, ballonnements.

Si vous n'arrivez plus à boucler votre ceinture, essayez, avant tout, de pratiquer chaque semaine un lavement avec l'huile aux 41 huiles essentielles par semaine. Cette pratique réussit souvent là où tout a échoué. De même, en cas de cystite, dont l'origine est toujours une infection du côlon.

En injection gynécologique

• Comptez une cuillère à café pour une poire à injections gynécologiques. L'eau doit être tiède.

• Cette pratique est à suivre préventivement 1 fois par mois, pour toutes les femmes.

• Et à pratiquer chaque jour, en cas d'infection vaginale, sans jamais excéder 8 injections.

• Pour stabiliser les résultats, faire une injection par semaine pendant 4 semaines.

• Bien souvent, une seule injection dès les premiers symptômes est suffisante.

Cette pratique est fortement recommandée après un rapport avec un nouveau partenaire. Mieux vaut prévoir un préservatif. Mais on a parfois des insouciances... qu'il faut vite compenser.

En gargarisme

Une cuillère à café pour un grand bol d'eau chaude.

• Dès que la gorge vous « pique », dès que les amygdales vous gênent. Tout simplement si vous fumez ou si vous avez passé du temps en compagnie de fumeurs. J'ai souvent conseillé ce gargarisme à des chanteurs professionnels dont la voix « déraillait ».

• Non seulement l'huile aux 41 huiles essentielles assainit la gorge, mais elle fortifie les cordes vocales en stimulant la microcirculation.

• Si vous avez un grand discours à prononcer, faites un gargarisme une heure avant. Vous aurez la voix claire et haute. C'est le secret de bien des hommes publics.

En rinçage de bouche

• Quelques gouttes dans votre verre à dent. Vous dosez selon votre goût.

C'est la meilleure prévention de la plaque dentaire. Celle-ci est constituée de bactéries. Or, l'huile aux 41 huiles essentielles est douée d'un pouvoir bactéricide nettement supérieur à tous les produits que vous trouverez dans le commerce, car certains dentistes m'ont affirmé qu'ils étaient totalement inefficaces.

• Si vous fumez :

– essayez ce bain de bouche, si vous avez besoin de parler de très près... ou d'embrasser. Votre charme en sera décuplé...

Les 41 huiles essentielles

LES PLUS IMPORTANTES
DE L'AROMATHÉRAPIE
LEURS MERVEILLEUSES PROPRIÉTÉS

ANETH

NOM LATIN : Anethum graveolens
SYNONYMES, NOMS VERNACULAIRES, NOMS POPULAIRES : Faux Anis, Fenouil bâtard, Écarlade

ORIGINE

L'Aneth était surtout utilisé en Orient : Perse, Inde, Caucase, Égypte, puis, peu à peu, cultivé dans tout le bassin méditerranéen.
Tout d'abord utilisé comme condiment, il est connu depuis la plus haute Antiquité. Il est cité dans le papyrus Ebers puis par Hippocrate, Dioscoride, Pline et Virgile ainsi que dans l'Évangile de saint Matthieu (XXIII ; 23).
Sainte Hildegarde le conseille contre les saignements de nez, la bronchite, les douleurs de la rate, les migraines, le rhume de cerveau, la goutte.
Au Moyen Âge, on considérait l'Aneth comme une panacée en cas d'hydropisie (rétention d'eau), de douleurs d'oreilles, de ballonnements (l'Aneth faisait partie des 4 semences carminatives).

INDICATIONS
Ballonnements
Cellulite
Contractures musculaires
Digestion lente
Douleurs d'estomac
Fatigue
Irritations de la peau
Nervosité
Rétention d'eau

PROPRIÉTÉS
Antiseptique
Antispasmodique
Digestif
Diurétique
Sédatif
Stimulant
Stomachique
Tonique

CONTRE-INDICATIONS

Les semences d'Aneth sont toxiques pour les oiseaux.

ANIS

NOM LATIN : Pimpinella anisum
SYNONYMES, NOMS VERNACULAIRES, NOMS POPULAIRES : Boucage – Anis officinal – Anis d'Europe – Petit Anis – Pimpinelle Anis – Boucage à fruits suaves.

ORIGINE

Originaire d'Orient, cultivé en Grèce et en Crête, l'Anis a été rapidement cultivé dans tout le bassin méditerranéen pour ses propriétés aromatiques et culinaires. Peu à peu, l'Europe entière apprit à l'utiliser.
L'Anis fait partie des ombellifères, une grande famille de plantes médicinales dont il faut cependant se méfier puisqu'elle compte la ciguë, une plante très toxique. C'est pourquoi je vous déconseille de cueillir l'Anis.
Cependant ses propriétés sont appréciées depuis fort longtemps puisqu'elle était déjà célèbre dans le capitulaire *De Villis* de Louis le Pieux (795) et dans le glossaire d'Albert le Grand au XIIIe siècle.
L'Anis le plus efficace est de couleur vert cendré et provient d'Espagne et de Malte.

INDICATIONS
Asthme
Ballonnements, gaz intestinaux
Bronchite
Impuissance
Migraines digestives
Règles douloureuses
Rétention d'eau
Tachycardie

PROPRIÉTÉS
Antispasmodique
Aphrodisiaque
Carminatif
Diurétique
Galactogène (accroît la sécrétion lactée)
Stomachique

CONTRE-INDICATIONS

Contrairement à une fausse idée, hélas répandue, l'essence d'Anis n'est pas toxique. Simplement, elle entrait dans la composition de l'absinthe, liqueur dont l'abus est, sans aucun doute, nuisible.

BASILIC

NOM LATIN : Ocynum basilicum
SYNONYMES, NOMS VERNACULAIRES, NOMS POPULAIRES : Herbe royale – Pistou – Oranger des savetiers

ORIGINE

Cette jolie plante, très aromatique, est originaire de l'Inde. Elle était déjà cultivée dans l'Égypte ancienne, en Grèce à l'époque d'Alexandre le Grand, en Italie sous l'Empire romain. Les apothicaires du Moyen Âge connaissaient déjà parfaitement ses propriétés. Dans les pays méditerranéens, il est d'usage d'en cultiver devant les fenêtres pour éloigner les moustiques.
Ses feuilles sont utilisées comme condiment aromatique, notamment dans la célèbre soupe au pistou provençale. Passées au mixeur avec de l'huile d'olive vierge, elles constituent la sauce idéale pour accompagner les poissons qu'elles permettent de mieux digérer. L'infusion de feuilles fraîches de Basilic est conseillée, à juste titre, en Provence, pour augmenter la sécrétion de lait chez les femmes nourrissant leur bébé au sein.

INDICATIONS
Aérophagie
Cellulite
Contractures musculaires
Désinfection des habitations
Digestion lente
Douleurs d'estomac
Fatigue nerveuse par surmenage intellectuel
Insomnie nerveuse
Migraines digestives
Piqûres de moustique
Règles insuffisantes
Rhumatismes
Vertiges

PROPRIÉTÉS
Antispasmodique
Diurétique
Emménagogue
Galactogène
Stimulante
Stomachique

CONTRE-INDICATIONS

En usage interne, l'huile essentielle de Basilic ne peut être utilisée que sur prescription d'un aromathérapeute. À des doses élevées, elle excite puis déprime le système nerveux.

BAY DE SAINT THOMAS

NOM LATIN : Pimenta acris
SYNONYMES, NOMS VERNACULAIRES, NOMS POPULAIRES : Pousse cheveux – Herbe à la toux

ORIGINE

Il s'agit d'un piment cultivé en Amérique du Sud. Pour obtenir l'huile essentielle, il faut distiller les feuilles et le fruit (le piment) du Pimenta acris. La meilleure essence provient de l'île antillaise de Saint Thomas. Pour cette raison, elle est communément diffusée sous le nom d'huile essentielle de Bay de Saint Thomas.
Il s'agit d'une plante de la famille des myrtacées dont les propriétés sont très proches de celles du Girofle. Elle possède, comme lui, de très fortes propriétés antiseptiques et bactéricides.
En revanche, la Bay de Saint Thomas est, de plus, un merveilleux stimulant de la pousse des cheveux, ce qui explique son nom populaire de pousse-cheveux.

INDICATIONS
Bronchite, affection des voies respiratoires
Chute des cheveux
Désinfection des habitations
Douleurs musculaires
Fatigue
Piqûres d'insectes
Plaies infectées
Prurit, psoriasis
Rhumatismes
Ulcères des jambes

PROPRIÉTÉS
Antiseptique puissant
Carminatif
Cicatrisant
Désinfectant
Parasiticide
Stimulant
Stomachique
Tonifiant du cheveu

CONTRE-INDICATIONS

Très difficile à utiliser en usage interne, l'huile essentielle de Bay de Saint Thomas est très caustique. Elle doit être obligatoirement prescrite par un aromathérapeute compétent. Seul son usage externe peut être conseillé en médecine familiale.

BENJOIN (TEINTURE)

NOM LATIN : Styrax benzoin
SYNONYMES, NOMS VERNACULAIRES, NOMS POPULAIRES : Arbre cicatrice – Écorce de Tonkin

ORIGINE

Originaire du Vietnam, Laos, Thaïlande.
Le Benjoin est une résine balsamique, obtenue par incision du tronc du Styrax tonkinensis. Après macération, on obtient une teinture qui doit être réservée à l'usage externe.
Surtout utilisé en parfumerie, le Benjoin est également un puissant antiseptique et cicatrisant, capable de guérir rapidement les plaies, même profondes, ainsi que les ulcères de jambes.

INDICATIONS
Bronchite
Désinfection des habitations
Piqûres d'insectes
Plaies
Sinusite
Toux
Ulcères de jambes

PROPRIÉTÉS
Antiseptique
Cicatrisant
Désinfectant
Expectorant

CONTRE-INDICATIONS

Le Benjoin ne doit pas être utilisé en usage interne.

BOIS DE ROSE

NOM LATIN : Aniba Rosaedora
SYNONYMES, NOMS VERNACULAIRES, NOMS POPULAIRES : Bois tonique – Bois la fièvre

ORIGINE

Originaire d'Amazonie, le Bois de rose est peu utilisé en aromathérapie. C'est bien dommage. C'est une des rares huiles essentielles qui ne présente aucune contre-indication. En effet, elle n'agresse pas les muqueuses, ce qui est très rare.
De plus, c'est un antiviral majeur, un antifongique, un antibactérien exceptionnel qui devrait le faire préférer, bien souvent, aux antibiotiques, qui n'ont aucun effet sur les virus ! Cette propriété est due à la grande concentration de l'huile essentielle en linalol (95 %).

INDICATIONS
Asthme
Bronchite
Candidose
Colite
Dépression urinaire
Fatigue
Maladies infectieuses
Maladies virales
Mycoses
Sinusite
Surmenage intellectuel
Vaginites

PROPRIÉTÉS
Antibactérienne
Antifongique
Anti-infectieuse
Antiparasitaire
Antivirale
Stimulante
Tonique

CONTRE-INDICATIONS

Aucune.

CAJEPUT

NOM LATIN : Melaleuca leucadendron
SYNONYMES, NOMS VERNACULAIRES, NOMS POPULAIRES : Herbe à la gorge – Bourgeon fièvre

ORIGINE

Cette myrtacée est originaire des îles lointaines : Philippines, Malaisie, Célèbes.
L'huile essentielle est obtenue par distillation à la vapeur d'eau des feuilles et des bourgeons. Elle fait partie de la médecine populaire.
De nombreux guérisseurs locaux l'utilisent traditionnellement pour faire baisser la fièvre et stimuler les défenses de l'organisme en cas de maladies infectieuses.
C'est l'huile essentielle la plus efficace pour soigner les troubles de la gorge : angine, toux.

INDICATIONS
Acné
Angine
Asthme
Bronchite
Cystite
Dermatoses
Laryngite
Règles douloureuses
Rhumatismes
Toux

PROPRIÉTÉS
Antinévralgique
Antiphlogistique
Antiseptique général
Antiseptique pulmonaire
Antispasmodique
Emménagogue
Fébrifuge
Sudorifique
Vermifuge

CONTRE-INDICATIONS

Aucune, en usage externe.

CANNELLE DE CHINE

NOM LATIN : Cinnamomum cassia
SYNONYMES, NOMS VERNACULAIRES, NOMS POPULAIRES : Bois rouge – Écorce santé

ORIGINE

Originaire d'Extrême-Orient, Ceylan, Java, Indes Orientales, la Cannelle est cultivée dans de nombreuses îles : Madagascar, La Réunion, et croît spontanément dans plusieurs îles des Antilles.
De grandes cultures de Cannelle sont actuellement mises en place en Chine, où l'espèce médicinale est parfaitement contrôlée. La Cannelle de Chine est obtenue par distillation à la vapeur de l'écorce intérieure des nouvelles pousses. Elle est plus rouge et plus riche en huile essentielle que la Cannelle de Ceylan (Cinnamomum zeylanicum).
La Cannelle a d'abord été cultivée pour ses propriétés gustatives et aromatiques. Mais les guérisseurs locaux l'ont toujours utilisée en cas de grande fatigue, de fièvre, de baisse de la vigueur sexuelle.

INDICATIONS
Asthénie due à la fièvre
Ballonnements
Courbatures
Digestion lente
Fatigue
Frigidité
Impuissance
Pertes blanches
Piqûre de guêpe
Refroidissement
Règles insuffisantes
Tristesse du 3e âge

PROPRIÉTÉS
Antiseptique puissant
Aphrodisiaque
Désinfectant de l'épiderme
Emménagogue
Fébrifuge
Stimulant circulatoire
Stimulant digestif
Stimulant général
Stimulant respiratoire
Vermifuge

CONTRE-INDICATIONS

Ne peut être utilisée par voie interne que sur prescription. On a accusé certaines huiles essentielles de Cannelle d'être abortives.

CITRON

NOM LATIN : Citrus limonum
SYNONYMES, NOMS VERNACULAIRES, NOMS POPULAIRES : Limonier – Poire du commandeur

ORIGINE

Le Citronnier serait originaire de l'Inde. En fait, depuis la plus haute Antiquité, il est cultivé dans tout le bassin méditerranéen, particulièrement en Espagne et au Portugal.
L'huile essentielle est obtenue, non pas par distillation, mais par expression du péricarpe, c'est-à-dire de la peau. Il faut plus de 3000 Citrons pour obtenir un litre d'huile essentielle.
L'huile essentielle est fortement antiseptique, ce qui est dû à sa très riche teneur en terpènes (95 %).

INDICATIONS
Artériosclérose
Ballonnements
Dermatoses
Fatigue
Fatigue nerveuse
Fièvre
Hypertension
Maladies infectieuses (pulmonaires, intestinales, rénales)
Migraines
Piqûres d'insectes
Rhumatismes
Rhume de cerveau
Sinusite
Varices

PROPRIÉTÉS
Antirhumatismal
Antiseptique cutané
Bactéricide
Fébrifuge
Hypotenseur
Tonique du système nerveux
Tonique du système sympathique
Tonique veineux

CONTRE-INDICATIONS

En cas d'hypernervosité, de grande excitation nerveuse, l'usage de l'huile essentielle pure, non mélangée à d'autres huiles essentielles, est déconseillé car elle peut entraîner un fort état d'excitation, suivi d'une période dépressive.

CITRONNELLE

NOM LATIN : Cymbopogon nardus
SYNONYMES, NOMS VERNACULAIRES, NOMS POPULAIRES : Herbe au citron – Chasse mouche – Thé moustique – Sentbon

ORIGINE

Cette grande herbe verte et très vivace croît spontanément dans les pays tropicaux. Elle y est maintenant cultivée car elle est recherchée pour ses pouvoirs désodorisants, désinfectants et insecticides.
Elle est très fréquemment employée dans les produits sanitaires nettoyants, dans les mélanges destinés à éloigner les moustiques, à détruire les insectes nuisibles.

INDICATIONS
Cheveux fins
Cystite
Désinfection des habitations
Insomnie
Nervosité
Pellicules
Pertes blanches
Piqûres de moustique
Rhumatismes

PROPRIÉTÉS
Antinévralgique
Antirhumatismal
Antiseptique général
Antiseptique urinaire
Calmant
Désinfectant
Désodorisant
Insecticide
Régulateur de la sécrétion sébacée

CONTRE-INDICATIONS

L'huile essentielle de Citronnelle doit être exclusivement réservée à l'usage externe, en médecine familiale.

CUMIN

NOM LATIN : Cuminum cyminum
SYNONYMES, NOMS VERNACULAIRES, NOMS POPULAIRES : Faux anis – Anis âcre

ORIGINE

Originaire du Turkestan où il est connu à l'état sauvage, le Cumin a été cultivé pour ses propriétés aromatiques dès l'Antiquité en Asie, dans le Moyen-Orient, en Égypte, en Grèce puis, petit à petit, dans tout le bassin méditerranéen.
Très prisé par les Juifs qui devaient en déposer régulièrement au temple, il était également utilisé par les Arabes. Ce sont eux qui l'introduisirent en Espagne, au XIIe siècle.
Dès le XIIIe siècle, le Cumin est cultivé dans les monastères pour lutter contre la rétention d'eau, la jaunisse, les maux de gorge.
Sainte Hildegarde, dès le XIIe siècle, le recommandait pour éviter le mal de mer.
Puissant tonique nerveux, le Cumin est quelquefois mêlé à l'avoine des chevaux de course, pour les rendre plus agressifs.

INDICATIONS
Aérogastrie
Cellulite
Constipation
Contractures musculaires
Fatigue
Fièvre
Flatulences
Impuissance
Nervosité
Règles douloureuses

PROPRIÉTÉS
Antispasmodique
Carminatif
Diurétique
Emménagogue
Stomachique
Sudorifique
Tonique général

CONTRE-INDICATIONS

Puissant stimulant des sécrétions de l'estomac, l'huile essentielle en usage interne doit être utilisée avec prudence car elle peut entraîner, à hautes doses, des ulcères d'estomac.

CYPRÈS

NOM LATIN : Cupressus sempervirens
SYNONYMES, NOMS VERNACULAIRES, NOMS POPULAIRES : Cyprès d'Italie – Cyprès commun

ORIGINE

Originaire des pays de la Méditerranée orientale et de l'Asie mineure, le Cyprès s'est rapidement répandu en Perse, sur tout le pourtour méditerranéen, en Inde et en Chine.
Hippocrate, le père de la médecine, le recommandait en cas d'affection de l'utérus et d'hémorroïdes. Galien le conseillait en cas de diarrhée et sainte Hildegarde, au Moyen Âge, le tenait pour l'un des meilleurs remèdes en cas de fatigue générale.
Les propriétés du Cyprès sont connues depuis longtemps et bien codifiées. La médecine moderne s'y intéresse de très près et certaines variétés font l'objet de recherches très approfondies, car ce serait un puissant stimulant du système immunitaire.
Le Cyprès est très intéressant en cas d'énurésie nocturne. Je conseille les bains à l'huile essentielle de Cyprès, le soir avant le coucher, avec succès.

INDICATIONS
Cellulite
Couperose
Énurésie (pipi au lit)
Fatigue générale
Fièvre
Grippe
Hémorroïdes
Pertes blanches
Règles douloureuses
Stress (irritabilité)
Varices

PROPRIÉTÉS
Antirhumatismal
Antispasmodique bronchique
Astringent
Désodorisant
Diurétique
Stimulant
Tonique veineux
Vasoconstricteur

CONTRE-INDICATIONS

Fortement astringent, le Cyprès, par voie interne, peut entraîner de fortes constipations.

EUCALYPTUS

NOM LATIN : Eucalyptus globulus
SYNONYMES, NOMS VERNACULAIRES, NOMS POPULAIRES : Herbe à la fièvre

ORIGINE

Australie – Tasmanie.
Répandu dans toute l'Europe, particulièrement en Europe du Sud et en Afrique du Nord.
Ce très grand arbre fut implanté en France en 1802, au jardin botanique de Toulon. Il peut atteindre 45 mètres de hauteur. Principaux constituants : essence composée d'eucalyptol (80 %), de phellandrène, d'aromadendrène, d'eudesmol, de pinène, de camphène, d'aldéhydes valérique, butyrique et caproïque, d'alcools éthylique et amylique.
Cette essence possède un pouvoir bactéricide très puissant, bien supérieur à celui de l'eucalyptol isolé chimiquement ou reconstitué (expériences Cuthert Hall, Schimmel).

INDICATIONS
Affections des voies respiratoires et urinaires : bronchite, grippe, asthme, toux, cystite, colibacillose
Antimoustiques (en diffuseur d'atmosphère)
Bronchite (en cataplasmes)
Brûlures, piqûres d'insectes, plaies
Fatigue
Migraines
Parasitose intestinale (ascaris, oxyures)
Rhumatismes
Sinusite

PROPRIÉTÉS
Antiseptique
Anti-inflammatoire
Respiratoire
Tonique

CONTRE-INDICATIONS

Paradoxalement, à très forte dose, l'Eucalyptus peut provoquer une très forte élimination bronchique, difficile à supporter pour certains malades asthmatiques. Pour cette raison, il est préférable de l'utiliser en mélange avec d'autres huiles essentielles.

FENOUIL

NOM LATIN : Foeniculum vulgare
SYNONYMES, NOMS VERNACULAIRES, NOMS POPULAIRES : Aneth doux – Fenouil amer – Fenouil de Malte – Fenouil doux – Fenouil d'âne

ORIGINE

Connu et apprécié depuis la plus haute Antiquité dans tout le bassin méditerranéen tant pour ses propriétés gustatives, alimentaires que médicinales, le Fenouil était déjà cité dans les papyrus de l'ancienne Égypte et dans les plus anciens traités de médecine chinoise. Cette plante est commune, en fait, dans les pays du monde où elle s'acclimate parfaitement. Toutes les parties de la plante sont utilisées : semence, racine, bulbe, tige.
Charlemagne a imposé sa culture dans tous les jardins royaux et dans les monastères. Les auteurs du Moyen Âge considéraient la plante comme une panacée, capable de guérir la plupart des maladies. Les auteurs modernes commencent à confirmer ces « superstitions ». De nombreuses études et thèses, tant de pharmacie que de médecine, lui sont consacrées.
L'huile essentielle est obtenue par distillation à la vapeur d'eau des semences fraîches. C'est un très puissant rééquilibrant endocrinien, riche en hormones végétales.

INDICATIONS
Ballonnements
Cellulite
Dépression
Digestion lente
Ecchymoses
Engorgement des seins
Fatigue
Gaz intestinaux
Nervosité
Règles douloureuses
Rétention d'eau
Spasmes musculaires
Toux
Vers intestinaux

PROPRIÉTÉS
Antispasmodique
Apéritif
Carminatif
Digestif
Diurétique
Expectorant
Rééquilibrant du système sympathique
Rééquilibrant endocrinien
Tonique général

CONTRE-INDICATIONS

Si l'extrait de racine de Fenouil peut être utilisé en médecine familiale, à raison de 3 à 6 gouttes par kilo de poids dans un litre d'eau, chaque jour, en cas de cellulite rebelle, l'huile essentielle doit toutefois être réservée à l'usage externe car, à haute dose, elle peut être épileptogène.

GENIÈVRE

NOM LATIN : Juniperus communis
SYNONYMES, NOMS VERNACULAIRES, NOMS POPULAIRES : Genibre – Peteron Piket

ORIGINE

Commun dans toute l'Europe, de la Suède aux rivages méditerranéens, le Genévrier est aussi présent au Canada, en Asie, en Chine...
Le Genévrier était déjà connu des peuples préhistoriques. Depuis les temps les plus anciens, la fumée de son bois et de ses baies est réputée prévenir les grandes épidémies dont la peste.
Au Moyen Âge, il était considéré comme la panacée, capable de guérir aussi bien les maux de tête, les maladies des reins, de la vessie, de la poitrine et du foie, la rétention d'eau, les fièvres les plus violentes, les verminoses, la dysenterie et même l'hystérie ! Les auteurs modernes et les recherches les plus récentes ont donné raison, sur bien des points, aux apothicaires du Moyen Âge !

INDICATIONS
Acné
Cellulite
Cheveux gras
Cystite
Désinfection des habitations
Douleurs musculaires
Eczéma
Élimination des toxines du sang
Fatigue
Infections pulmonaires
Infections urinaires
Règles douloureuses
Rétention d'eau
Rhumatismes

PROPRIÉTÉS
Anticatarrhal
Antidiabétique
Antirhumatismal
Antiseptique
Calmant
Dépuratif
Dépuratif de la peau et du cuir chevelu
Emménagogue
Stomachique
Tonique

CONTRE-INDICATIONS

À haute dose, l'huile essentielle de Genièvre provoque de la somnolence, mais seulement en usage interne.

GÉRANIUM

NOM LATIN : Geranium robertianum
SYNONYMES, NOMS VERNACULAIRES, NOMS POPULAIRES : Herbe de Saint Robert – Bec de grue – Herbe rouge – Épingles de la Vierge – Fourchette du diable – Pied de colombe – Patte d'alouette – Persil maringouin

ORIGINE

Le Géranium provient probablement des pays d'Afrique du Nord, de Guinée et de Madagascar. Introduit en Europe dès l'Antiquité, ses propriétés sont déjà célébrées par Dioscoride au Ier siècle après J.-C.
Sainte Hildegarde et les apothicaires du Moyen Âge le recommandaient comme remède contre la gravelle (lithiase urinaire), contre l'intoxication de l'organisme, la fatigue cardiaque.
Plus tard, aux XVIe et XVIIe siècles, ce sont surtout ses propriétés en usage externe qui furent célèbres : sur les plaies, fistules, dermatoses, éruptions, ulcères et inflammations.

INDICATIONS
Cicatrisation difficile
Douleurs de la vessie
Douleurs musculaires et nerveuses
Ecchymoses
Eczéma sec
Engorgement des seins
Fatigue
Hémorroïdes
Mal de gorge
Rétention d'eau
Rhumatismes, mal de dos
Ulcères
Zona

PROPRIÉTÉS
Antalgique
Antihémorragique
Antiseptique
Astringent
Cicatrisant
Désinfectant des habitations
Diurétique
Hémostatique
Préventif des moustiques
Tonique général
Vermifuge

CONTRE-INDICATIONS

Éviter les doses trop élevées en usage interne, car l'huile essentielle de Géranium irrite les muqueuses.
Pas de contre-indication en usage externe.

GINGEMBRE

NOM LATIN : Zingiber officinale
SYNONYMES, NOMS VERNACULAIRES, NOMS POPULAIRES : Ginger

ORIGINE

Originaire de l'Extrême-Orient : Chine, Inde, Java, le Gingembre est maintenant cultivé dans plusieurs îles de l'océan Indien.
C'était, dès l'Antiquité, une épice très recherchée, pour son pouvoir non seulement aromatique, mais également médicinal. Le Gingembre était réputé pour donner force et virilité aux hommes les plus affaiblis.
L'huile essentielle est obtenue par distillation à la vapeur d'eau de la racine.

INDICATIONS
Douleurs musculaires et articulaires
Fatigue générale
Gaz intestinaux
Impuissance
Manque d'appétit

PROPRIÉTÉS
Analgésique
Antinévralgique
Aphrodisiaque
Carminatif
Stimulant
Stomachique
Tonique

CONTRE-INDICATIONS

En usage interne, le Gingembre doit absolument être prescrit par un aromathérapeute. Il s'agit d'une huile essentielle fortement excitante.

GIROFLE (CLOU)

NOM LATIN : Eugenia caryophyllus

ORIGINE

Ce très grand arbre, qui peut atteindre 20 mètres de hauteur, est essentiellement cultivé dans les îles : Madagascar, la Réunion, les Antilles, Zanzibar.
On utilise les boutons floraux, communément nommés « clous de girofle ».
Après séchage à l'air libre, ils sont distillés à la vapeur d'eau. La production d'huile essentielle est importante puisqu'elle peut atteindre 20 % du poids des clous de Girofle.
Surtout connu pour ses propriétés d'analgésique dentaire, le clou de Girofle est, en fait, un des plus puissants antiseptiques connus.

INDICATIONS
Asthénie profonde
Bronchite
Cicatrisation difficile
Digestion lente
Douleurs d'estomac
Douleurs nerveuses
Impuissance
Infections diverses
Perte de la mémoire
Ulcère de jambes

PROPRIÉTÉS
Antinévralgique
Antiseptique puissant
Aphrodisiaque
Cicatrisant
Excitant
Parasiticide
Stomachique
Tonique nervin

CONTRE-INDICATIONS

Aucune, en usage externe.
En usage interne, il est déconseillé de prendre plus de 4 gouttes d'huiles essentielles par jour. En revanche, l'utilisation du clou de Girofle ne présente aucun danger ni en cuisine ni sous forme d'infusion.

LAVANDE/LAVANDIN

NOM LATIN : Lavande : Lavandula angustifolia – Lavandin : Lavandula hybrida
SYNONYMES, NOMS VERNACULAIRES, NOMS POPULAIRES : Nard d'Italie – Faux nard – Garde-robe

ORIGINE

Les propriétés de ces deux huiles essentielles sont sensiblement identiques. Variété hybride de Lavande, le Lavandin croît dans les plaines, et la Lavande en altitude, à partir de 400 mètres.
L'huile essentielle de Lavande est plus fine, plus aromatique.
Celle du Lavandin, plus antiseptique.
Les cultures de Lavande sont surtout concentrées dans le sud de la France, en Espagne, en Grèce, en Afrique du Nord. La variété française est, de loin, la plus fine. Les Lavandes cultivées plus au Nord sont moins riches en huile essentielle, donc moins antiseptiques.

INDICATIONS
Acné
Asthme
Bronchite
Brûlures
Cicatrisation
Cystite
Déséquilibre du système sympathique
Douleurs musculaires
Fatigue du foie
Insomnie
Migraines
Nervosité
Pertes blanches
Piqûres d'insectes
Prurit (anal)
Rétention d'eau

PROPRIÉTÉS
Antimigraineux
Antinévralgique
Antirhumatismal
Antiseptique
Antispasmodique
Bactéricide
Calmant
Cholagogue
Cicatrisant
Diurétique
Parasiticide
Sudorifique

INDICATIONS
Rhumatismes
Toux
Vertiges

CONTRE-INDICATIONS

Pas de contre-indication, à condition de ne pas dépasser 6 gouttes par jour pour un adulte.

MACIS

NOM LATIN : Myristica fragans
SYNONYMES, NOMS VERNACULAIRES, NOMS POPULAIRES : Noix de Muscade

ORIGINE

Le Muscadier est originaire de l'île d'Amboine (archipel des Moluques).
Il a été ensuite cultivé à l'île Maurice, puis en Malaisie, à Ceylan, à Sumatra et dans les Caraïbes. Actuellement, la production est essentiellement assurée par l'Indonésie.
L'huile essentielle de Macis est obtenue par distillation à la vapeur d'eau de la graine du Muscadier. La noix de Muscade utilisée dans l'alimentation n'étant que l'« amande » de cette graine, qui comprend une coque.
C'est un très puissant tonique, à utiliser avec précaution.

INDICATIONS
Bronchite
Digestion lente
Fatigue générale
Impuissance
Maladies infectieuses
Toux

PROPRIÉTÉS
Anti-inflammatoire
Antiseptique
Bactéricide
Fortifiant
Stimulant
Stomachique

CONTRE-INDICATIONS

L'usage interne doit être strictement réservé à la prescription médicale.
En effet, plusieurs cas d'intoxication par ingestion de très fortes doses ont été décrits.

MANDARINE

NOM LATIN : Citrus tangerina
SYNONYMES, NOMS VERNACULAIRES, NOMS POPULAIRES : Fruit du mandarin

ORIGINE

Originaire de Chine, la Mandarine tient cette appellation de son goût délicat, qui en faisait le fruit préféré des mandarins. Elle n'a été importée que récemment en Europe.
Sa culture était essentiellement le fait de pays méditerranéens : Espagne, sud de l'Italie, Israël.
L'huile essentielle est obtenue, comme celle des autres citrons, par expression du péricarpe. D'odeur particulièrement agréable, c'est un liquide d'un très beau jaune d'or.

INDICATIONS
Ballonnements
Contractures musculaires
Digestion lente
Hépatisme
Nervosité
Palpitations

PROPRIÉTÉS
Antinévralgique
Antirhumatismal
Carminatif
Cholagogue
Sédatif
Somnifère
Stomachique

CONTRE-INDICATIONS

Pas de contre-indication. L'usage de l'huile essentielle de Mandarine en usage médicinal est peu courant.

MARJOLAINE SAUVAGE

NOM LATIN : Origanum marjorana
SYNONYMES, NOMS VERNACULAIRES, NOMS POPULAIRES : Grand Origan – Marjolaine à coquille

ORIGINE

L'Égypte ancienne a été le premier pays à cultiver intensément la Marjolaine. Ses cultures étaient dédiées à Osiris.
Elle était recherchée pour sa saveur aromatique et ses nombreuses propriétés médicinales. Dioscoride et Pline l'Ancien la conseillaient déjà pour calmer les nerfs. Rapidement cultivée en Europe dès le Moyen Âge, saint Albert le Grand lui reconnaît des vertus apéritives et fortifiantes. Matthiole, au XVIe siècle, lui consacre une part importante dans ses ouvrages et la conseille en cas d'affections de la poitrine, de l'estomac, du foie, de la rate, de l'utérus. Ainsi qu'en usage externe pour le rhume de cerveau, la perte d'audition et la paralysie nerveuse.

INDICATIONS
Anxiété
Bronchite
Coryza
Douleurs musculaires
Engorgement des seins
Fatigue nerveuse
Gaz intestinaux
Insomnie
Migraine
Obésité
Sinusite
Spasmophilie
Toux

PROPRIÉTÉS
Antalgique
Anticatarrhal
Antigraisses (améliore le métabolisme des graisses)
Antirhumatismal
Antispasmodique
Bactéricide
Calmant
Décontractant
Équilibrant du système sympathique
Expectorant
Stomachique
Tonique nervin

CONTRE-INDICATIONS

À très haute dose (à partir de 100 gouttes, alors qu'il ne faut jamais dépasser 8 gouttes par jour !), la Marjolaine est stupéfiante et toxique. Elle entraîne un ralentissement des facultés intellectuelles et une diminution de l'énergie musculaire.

MÉLISSE

NOM LATIN : Melissa officinalis
SYNONYMES, NOMS VERNACULAIRES, NOMS POPULAIRES : Citronnelle – Herbe au citron – Piment des abaisses – Celine – Thé de France – Poncirade

ORIGINE

La Mélisse a été cultivée depuis la plus haute Antiquité pour ses vertus médicinales, autour du bassin méditerranéen. Petit à petit, elle a gagné toute l'Europe. Ce n'est que plus de 900 ans après J.-C. qu'elle fut importée en Espagne par les Arabes. Pourtant, les auteurs anciens (Dioscoride, Pline l'Ancien) ne tarissaient pas d'éloges sur son compte et lui prêtaient le pouvoir de guérir la plupart des maladies existantes. Depuis, de très nombreux chercheurs ont étudié la Mélisse et tous lui reconnaissent des vertus exceptionnelles. Elle fut surtout rendue célèbre par l'eau de Mélisse des Carmes, fabriquée dès 1611 dans le couvent des Carmes déchaussées, rue de Vaugirard, à Paris. Cet élixir est resté l'un des plus célèbres remèdes de la médecine populaire.

INDICATIONS
Asthme nerveux
Ballonnements
Digestion lente
Ecchymoses
Fatigues physique et nerveuse
Fièvre
Flatulences
Insomnie
Mal des transports
Migraine nerveuse
Nervosité
Rhumatismes
Spasmophilie
Ulcère de jambes

PROPRIÉTÉS
Antispasmodique
Carminatif
Cholérétique
Diurétique
Dynamisant
Fortifiant du système nerveux
Stimulant

CONTRE-INDICATIONS

Pas de contre-indication connue, sauf à très haute dose. L'huile essentielle de Mélisse provoque alors un sentiment de lassitude, avec abaissement de la tension artérielle.

MENTHES

NOM LATIN : Menthe crépue : Mentha viridis – Menthe poivrée : Mentha piperata
SYNONYMES, NOMS VERNACULAIRES, NOMS POPULAIRES : Il existe de très nombreuses sortes de Menthes. Indiquer tous leurs noms synonymes serait fastidieux. Déjà, au IXe siècle, le savant Walafrid Strabon déclarait que vouloir énumérer toutes les différentes sortes de Menthes équivaudrait à « nommer tous les poissons de la mer Rouge et à donner un nom à toutes les étincelles de l'Etna ».

ORIGINE

Bien que toutes de la même famille botanique, celles des labiées, leurs propriétés sont non seulement différentes, mais une même Menthe cultivée en Anjou n'aura pas du tout les mêmes indications thérapeutiques que celle cultivée en Espagne.
La Menthe médicinale par excellence est la Menthe poivrée. Mais son effet excitant doit être tempéré par celui de la Menthe crépue, véritable calmant nerveux. On pourra obtenir ainsi un mélange non seulement calmant, mais fortifiant nervin et antifatigue.
En revanche, toutes les Menthes sont bénéfiques pour l'ensemble du système digestif : foie, intestins, estomac, pancréas. Elles sont bénéfiques sur le système respiratoire et génito-urinaire.
Les huiles essentielles de Menthe sont, en plus, de formidables antiseptiques.
En usage interne, elles détruisent microbes et champignons.
En usage externe, elles sont indispensables en cas de dermatose, prurit, eczéma, acné, psoriasis.
Personnellement, en usage externe, je préfère toujours ajouter du menthol. Cet extrait de Menthe est, en fait, un alcool mentholique (un camphre de Menthe) obtenu par cristallisation à froid de l'essence de Menthe. C'est un redoutable antiseptique, un excellent calmant et analgésique. Mais son usage interne est déconseillé car il irrite les muqueuses.
Pour la petite histoire, il faut savoir que les propriétés des Menthes sont connues depuis fort longtemps. Déjà 5 siècles avant J.-C., Hippocrate, le père de la médecine moderne, en vantait les mérites. De même, Théophraste, 4 siècles avant J.-C., et Dioscoride au Ier siècle ! Au Moyen Âge en Gaule, l'Inde en achetait d'énormes quantités à prix d'or. C'est peut-être la seule denrée exportée en Inde par les Gaulois !

INDICATIONS
Améliore la mémoire
Ballonnements, gaz intestinaux, flatulences
Bronchite
Colite
Cystite
Dermatoses : eczéma, acné, psoriasis
Digestion lente
Douleurs d'estomac
Douleurs musculaires
Enflure des articulations
Engorgement des seins
Fatigue après les repas
Fatigue nerveuse
Fièvre
Hépatisme
Migraines
Palpitations
Prurit
Règles douloureuses
Rhumatismes
Système nerveux : insomnie, nervosité, angoisse, dépression
Toux
Tremblements nerveux
Vertiges

PROPRIÉTÉS
Antifatigue
Antirhumatismal
Antiseptique
Antispasmodique
Equilibrant nerveux
Carminatif
Désinfecte les habitations
Emménagogue
Parasiticide
Apaise les piqûres de moustique
Sédatif
Stimulant
Stimulant de la circulation
Stomachique
Tonique général

CONTRE-INDICATIONS
À très forte dose, en usage interne, l'huile essentielle de Menthe augmente la pression sanguine.

MYRRHE

NOM LATIN : Commiphora myrrha
SYNONYMES, NOMS VERNACULAIRES, NOMS POPULAIRES : Encens – Balsamier

ORIGINE

Originaire de l'Arabie, de l'Éthiopie et de la Somalie.
Il s'agit d'un arbuste. L'huile essentielle de Myrrhe est obtenue à partir d'une résine. Cette gomme résineuse est recueillie après incision du tronc de l'arbre.
Elle ne doit être utilisée strictement qu'en usage externe.

INDICATIONS
Angine
Cicatrisation
Coryza
Enrouement
Fatigue
Impuissance
Rhume
Sinusite
Ulcère de jambes

PROPRIÉTÉS
Antiseptique
Bactéricide
Balsamique
Cicatrisant
Fortifiant

CONTRE-INDICATIONS

Tout usage interne. Dans certains pays d'Orient, les herboristes fabriquent des pilules avec de la résine de Myrrhe. Il s'agit d'un aphrodisiaque puissant mais dangereux, qui accélère les battements cardiaques.

NIAOULI

NOM LATIN : Melaleuca viridiflora
SYNONYMES, NOMS VERNACULAIRES, NOMS POPULAIRES : Gomenol

ORIGINE

Originaire des îles de l'océan Indien et du Pacifique, le Niaouli est essentiellement cultivé en Nouvelle-Calédonie.
Vous connaissez peut-être cette essence très particulière sous le nom de Goménol, qui est, en fait, une marque déposée.
Ce sont les feuilles fraîches de l'arbre qui sont distillées à la vapeur d'eau.

INDICATIONS
Asthme
Bronchite
Brûlure
Colite
Coryza
Cystite
Fistule
Rhinite
Rhumatismes
Sinusite
Ulcère de jambe
Verminoses

PROPRIÉTÉS
Antirhumatismal
Antiseptique
Balsamique
Stimulant cellulaire (plaies, ulcères)

CONTRE-INDICATIONS

Pas de contre-indication connue. Comme pour toutes les huiles essentielles, il est recommandé de ne pas prendre plus de 8 gouttes par jour pour un adulte.

ORANGE

NOM LATIN : Citrus dulcis
SYNONYMES, NOMS VERNACULAIRES, NOMS POPULAIRES : Poire d'amour – Pomme d'or (à tort !)

ORIGINE

Originaire d'Extrême-Orient, Inde, Chine, Vietnam, l'Orange ne fut connue en Europe que vers le IIIe siècle après J.-C.
L'huile essentielle est extraite du péricarpe par expression et non par distillation, comme la plupart des huiles essentielles.

INDICATIONS
Douleurs musculaires
Fatigue nerveuse
Fièvre
Insomnie
Migraines digestives
Nervosité
Palpitations
Verminoses

PROPRIÉTÉS
Antispasmodique
Fébrifuge
Sédative
Sudorifique

CONTRE-INDICATIONS

À très fortes doses en usage interne (ce qui est déconseillé), l'huile essentielle d'Orange peut provoquer des contractions de l'estomac.

ORIGAN

NOM LATIN : Origanum vulgare
SYNONYMES, NOMS VERNACULAIRES, NOMS POPULAIRES : Marjolaine vivace – Marjolaine d'Angleterre – Thym de berger – Pelevoué

ORIGINE

Plante vivace de la famille des labiées, l'Origan est présent de façon spontanée dans la plus grande partie de l'Europe, en Asie et en Afrique du Nord.
C'est peut-être la plus puissante des labiées pour ses pouvoirs antiseptiques, bactéricides et toniques.
L'huile essentielle est obtenue par distillation à la vapeur d'eau des sommités fleuries, particulièrement riches en essence (jusqu'à 0,40 %). Comme toutes les huiles essentielles, elle est très variable dans ses compositions, selon la variété d'Origan, le climat, la terre. Toutefois, elle est toujours riche en carvacrol ou en thymol, des composants aux très fortes propriétés bactéricides.
On peut dire, d'une façon générale, que l'Origan est un très puissant tonique de l'organisme, capable de détruire la quasi-totalité des microbes.

INDICATIONS
Aérophagie
Asthme
Bronchite
Cellulite
Fatigue
Hépatisme
Maladies infectieuses
Règles insuffisantes
Rétention d'eau
Rhumatismes
Toux
Troubles circulatoires

PROPRIÉTÉS
Antalgique
Antirhumatismal
Bactéricide
Diurétique
Emménagogue
Expectorant
Parasiticide
Stimulant
Stimulant circulatoire
Stomachique
Tonique nervin

CONTRE-INDICATIONS

Par voie interne, à trop fortes doses, l'Origan excite le cœur.

PERSIL

NOM LATIN : Carum petroselinum
SYNONYMES, NOMS VERNACULAIRES, NOMS POPULAIRES : Apium vulgare – Persil odorant – Persin – Jaubert

ORIGINE

Connues de tous les auteurs de l'Antiquité, aussi bien en Grèce qu'en Italie, les vertus du Persil sont bien établies.
Il est curieux de constater que nous l'utilisons maintenant uniquement pour accommoder les recettes culinaires alors qu'il n'était utilisé, jadis, que pour ses propriétés médicinales, d'ailleurs remarquables. C'est en effet l'un des plus puissants diurétiques du monde végétal.
Les femmes qui se plaignent de cellulite devraient l'utiliser abondamment en cuisine. C'est également une plante remarquable pour régulariser le cycle féminin, tout particulièrement pendant la puberté et la période de préménopause. Rééquilibrant du système endocrinien, particulièrement riche en fer (beaucoup plus que les épinards !), le Persil est une plante précieuse pour les femmes.

INDICATIONS
Acné
Asthme (humide)
Ballonnements
Cellulite
Dermatoses
Dyspnée nocturne
Fatigue
Hépatisme
Mauvaise élimination des reins (calculs)
Pléthore
Règles irrégulières, insuffisantes, douloureuses
Toux
Troubles circulatoires

PROPRIÉTÉS
Anticatarrhal
Apéritif
Dépuratif
Diurétique
Emménagogue
Fébrifuge
Stimulant
Sudorifique
Tonique général

CONTRE-INDICATIONS

Il est important de bien contrôler l'origine de l'huile essentielle utilisée. Elle doit être extraite à partir de plantes sélectionnées. En effet, certaines variétés de Persil contiennent de l'apiol, un principe actif dangereux qui peut provoquer des vertiges, des migraines, des lésions du foie et des reins.

PETIT GRAIN

NOM LATIN : Citrus amara

ORIGINE

L'huile essentielle de Petit Grain est extraite par distillation à la vapeur d'eau des feuilles fraîches de certaines variétés de Citrus.
En principe, les feuilles de l'Oranger amer (le Bigaradier) sont les plus recherchées. L'huile essentielle peut être également extraite des feuilles de Bergamotier, dans certains cas de Mandarinier. Elle doit absolument être extraite à partir de feuilles fraîches, cueillies sur l'arbre. L'essence de Petit Grain obtenue par distillation de feuilles sèches ou ramassées sous l'arbre est toujours de mauvaise qualité.
À cette condition, c'est l'un des meilleurs calmants et rééquilibrants du système nerveux du monde végétal.

INDICATIONS
Angoisse
Céphalées nerveuses
Douleurs musculaires
Fatigue nerveuse
Flatulences
Hoquet
Insomnie
Nervosité
Palpitations
Toux nerveuse

PROPRIÉTÉS
Antispasmodique
Calmante
Sédative
Stomachique
Tonique nervin
Vermifuge

CONTRE-INDICATIONS

Si l'huile essentielle obtenue par expression du péricarpe peut se révéler dangereuse à dose trop élevée et provoquer alors vomissements et troubles gastriques, l'huile essentielle de Petit Grain ne semble pas présenter d'inconvénient... sauf à doses trop élevées et en usage interne, comme toutes les huiles essentielles.

PIN

NOM LATIN : Pinus sylvestris
SYNONYMES, NOMS VERNACULAIRES, NOMS POPULAIRES : Il est impossible d'énumérer tous les noms populaires tant ils sont nombreux selon les régions et les pays

ORIGINE

L'huile essentielle de Pin sylvestre est obtenue par distillation à la vapeur des aiguilles de Pin.
Cette essence est utilisée depuis des siècles. Déjà en 1534, Jacques Cartier enseignait aux Indiens les propriétés antiscorbutiques des extraits d'aiguilles de Pin. Vous pouvez donc lui faire toute confiance, ses principes actifs sont parfaitement connus.
D'un prix peu élevé et d'une efficacité certaine, l'huile essentielle de Pin devra toujours faire partie de vos mélanges pour désinfecter l'atmosphère en cas de toux ou de bronchite.

INDICATIONS
Affections des voies respiratoires : bronchite, toux, rhume, trachéite, asthme
Affections des voies urinaires : prostatisme, cystite, rétention d'eau
Crevasses
Douleurs musculaires
Hépatisme
Leucorrhées
Rhumatismes
Transpiration
Verminoses

PROPRIÉTÉS
Anticatarrhal
Antirhumatismal
Antiseptique
Balsamique
Béchique
Stimulant

CONTRE-INDICATIONS

Aucune.

ROMARIN

NOM LATIN : Rosmarinus officinalis
SYNONYMES, NOMS VERNACULAIRES, NOMS POPULAIRES : Rose marine – Encensier – Herbe aux couronnes – Roumanieou

ORIGINE

Très connu depuis l'Antiquité, le Romarin, qui pousse spontanément dans tous les pays du bassin méditerranéen, était pourtant peu utilisé pour ses étonnantes vertus médicinales. Il était réservé aux cérémonies religieuses, d'où son nom populaire d'Herbe aux couronnes.
Il a fallu attendre le Moyen Âge et ses cultures en Europe dans les monastères pour que son usage médicinal se répande. Au XIIe siècle, Arnaud de Villeneuve, pour la première fois, réussit à fabriquer un remède avec son huile essentielle en solution alcoolique. Depuis cette époque, il a conquis une grande renommée. Au XVIe siècle, on commença à en distiller les fleurs pour fabriquer la célèbre « eau de la reine de Hongrie », avec laquelle la reine Isabelle réussit, à 72 ans, à se guérir de ses terribles rhumatismes. Depuis, de très nombreuses recherches lui ont été consacrées.

INDICATIONS
Asthme
Ballonnements
Bronchite
Cellulite
Digestion lente
Fatigue
Hépatisme
Hypotension
Impuissance
Migraines
Nervosité
Règles douloureuses
Rhumatismes
Troubles circulatoires
Vertiges

PROPRIÉTÉS
Antinévralgique
Antirhumatismal
Antiseptique
Cardiotonique
Cholagogue
Cholérétique
Diurétique
Emménagogue
Fortifiant
Stimulant général
Vasodilatateur
Vermifuge

CONTRE-INDICATIONS

En usage interne, à des doses excessives, l'huile essentielle de Romarin peut irriter les reins et l'estomac.

SARRIETTE

NOM LATIN : Satureia hortensis
SYNONYMES, NOMS VERNACULAIRES, NOMS POPULAIRES : Savourée – Sadrée – Herbe de Saint Julien – Poivrette – Sartibon – Pébré d'aï

ORIGINE

La Sarriette a été cultivée depuis l'Antiquité en Italie.
Les anciens Grecs l'utilisaient essentiellement comme condiment alimentaire.
Il a fallu attendre sa culture dans les monastères au Moyen Âge pour que ses propriétés médicinales soient reconnues.
Sainte Hildegarde, au XIIe siècle, la préconisait déjà pour guérir de la goutte.
Les botanistes des XVe et XVIe siècles lui accordaient une grande place dans leurs préparations. Ils la recommandaient comme aphrodisiaque majeur et pour tous les cas de fatigue.

INDICATIONS
Angine
Asthme
Ballonnements
Bronchite
Cellulite
Désinfection des habitations
Douleurs d'estomac
Fatigue nerveuse et intellectuelle
Gaz intestinaux
Impuissance
Mycoses
Piqûres d'insectes
Psoriasis
Rhumatismes
Verminoses

PROPRIÉTÉS
Anticatarrhal
Antifongique
Antirhumatisant
Antiseptique
Aphrodisiaque
Diurétique
Expectorant
Fébrifuge
Fortifiant
Stimulant
Stomachique
Vermifuge

CONTRE-INDICATIONS

Pas de contre-indication, sauf à trop forte dose en usage interne, car elle irrite les muqueuses.

SAUGE OFFICINALE

Nom latin : Salvia officinalis
Synonymes, noms vernaculaires, noms populaires : Serve – Herbe sucrée – Thé de Grèce – Thé de Provence

ORIGINE

La Sauge – ou plutôt les Sauges – étaient connues dès l'Antiquité par les savants grecs.
Ils en dénombraient 20 espèces différentes et Dioscoride, comme Hippocrate, appréciait déjà leurs vertus pour lutter contre la rétention d'eau, rééquilibrer le cycle féminin, tonifier l'organisme et améliorer la cicatrisation des plaies.
Son huile essentielle fut distillée pour la première fois en 1580 ; c'est dire si herboristes, savants et médecins ont eu le temps d'en apprécier et découvrir les propriétés.
C'est une des plantes médicinales les plus intéressantes, le plus difficile étant de trouver la « bonne » essence de Sauge parmi les 500 espèces différentes qui existent.

INDICATIONS
Angine
Aphte
Cellulite
Chute de cheveux
Cycle irrégulier
Déprime
Digestion lente
Fatigue
Fatigue intellectuelle
Frigidité
Hypotension artérielle
Impuissance
Migraines digestives
Nervosité
Règles douloureuses
Rhumatismes

PROPRIÉTÉS
Antirhumatismal
Antispasmodique
Antisudoral
Cicatrisant
Dépuratif
Diurétique
Emménagogue
Fortifiant
Hypertenseur
Stimulant
Tonique

INDICATIONS
Spasmophilie
Toux chronique
Transpiration

La liste des maladies améliorées par la Sauge est si longue qu'il faudrait un livre entier pour les énumérer en se référant aux diverses études publiées.
Je n'ai fait qu'en relever les principales.
En fait, c'est une plante qui rééquilibre en même temps le système neuro-endocrinien (notre gestionnaire interne), le système sympathique, le système digestif et le système d'élimination ! À partir de telles constatations, bien peu de maladies ne sont pas concernées.

CONTRE-INDICATIONS

L'huile essentielle de Sauge en usage interne doit être strictement réservée à la prescription médicale. Elle est très toxique à doses peu élevées.

SERPOLET/THYM

NOM LATIN : Thymum serpyllum – Thymus vulgaris
SYNONYMES, NOMS VERNACULAIRES, NOMS POPULAIRES : Thym serpolet – Thym sauvage – Thym bâtard – Serpoule – Pilolet – Poleur – Petit Poulliot – Fringuelette – Thym vulgaire – Farigoule – Barigoule – Pote – Mignotise des Genevois

ORIGINE

Ces deux plantes sont originaires du bassin méditerranéen et étudiées depuis la plus haute Antiquité. Leurs propriétés sont parfaitement connues et identifiées. Nous avons eu des dizaines de siècles pour les apprécier, les étudier. Thym et Serpolet sont des variétés très proches. C'est pourquoi je préfère en parler dans un même chapitre. On a coutume de dire que leurs propriétés sont identiques. Ce n'est pas tout à fait vrai, c'est pourquoi il est préférable de les utiliser ensemble. Le Thym est un tonique plus puissant, le Serpolet agit davantage sur les bronches et l'appareil respiratoire.

INDICATIONS
Asthénie physique et intellectuelle
Asthme
Bronchite
Cellulite
Fatigue
Hypotension
Infections intestinales et urinaires
Leucorrhée
Maladies infectieuses
Obésité
Règles irrégulières
Rhumatismes
Toux
Troubles circulatoires

PROPRIÉTÉS
Antiseptique
Antiseptique urinaire, intestinal et pulmonaire
Aphrodisiaque
Astringent
Bactéricide
Balsamique
Diurétique
Emménagogue
Expectorant
Pectoral
Sédatif
Stimulant général
Tonique
Vermifuge

CONTRE-INDICATIONS

Comme toutes les huiles essentielles, leur usage externe doit être parfaitement dosé. En aucun cas, il ne faut dépasser 8 gouttes par jour pour un adulte.

VERVEINE

NOM LATIN : Lippia citriodora
SYNONYMES, NOMS VERNACULAIRES, NOMS POPULAIRES : Verveine odorante – Verveine des Indes – Aloyse citronnée – Citronnelle

ORIGINE

Originaire d'Amérique du Sud, cette Verveine est très peu utilisée en médecine aromatique. C'est fort dommage. Peu d'auteurs y font référence, peu de thérapeutes l'utilisent.
En ce qui me concerne, je considère que son usage en bain ou en massage donne des résultats exceptionnels en cas de déséquilibre du système sympathique.
Fatigue nerveuse, extrême sensibilité, spasmophilie, douleurs musculaires, tristesse disparaissent comme par enchantement avec Lippia citriodora.
Je précise le nom latin car tant de plantes portent le nom de Citronnelle ou Verveine qu'il est difficile de s'y retrouver pour les néophytes. Il ne faut surtout pas les confondre avec la Verveine officinale qui ne contient pas d'huile essentielle.

INDICATIONS
Déprime
Déséquilibre nerveux
Douleurs articulaires
Douleurs musculaires
Extrême sensibilité
Fatigue nerveuse
Fièvre d'origine nerveuse
Insomnie
Spasmes de l'estomac
Spasmophilie
Tristesse

PROPRIÉTÉS
Antinévralgique
Antispasmodique
Antithermique
Dynamisant général
Équilibrant du système nerveux
Tonique nervin

CONTRE-INDICATIONS

Aucune contre-indication. En usage interne, ne pas dépasser les doses usuelles (8 gouttes par jour pour un adulte).

WINTERGREEN

NOM LATIN : Gaultheria procumbens
SYNONYME, NOM VERNACULAIRE, NOM POPULAIRE : Arbre aux douleurs

ORIGINE

Ce petit arbre est originaire d'Amérique du Nord. Il est toujours vert, même en hiver, d'où son nom de Wintergreen. Les Indiens le considéraient comme la panacée, capable de guérir tous les maux. Les médecins modernes leur ont donné raison, comme c'est bien souvent le cas. Les remèdes qui traversent les âges ne peuvent être dénués d'efficacité.
L'une des très grandes propriétés de la plante est, sans nul doute, le traitement rapide des œdèmes douloureux de la cellulite.

INDICATIONS
Cellulite
Douleurs musculaires
Douleurs nerveuses
Œdèmes
Pléthore
Rhumatismes

PROPRIÉTÉS
Antinévralgique
Antirhumatismal
Dépuratif
Diurétique
Tonique

CONTRE-INDICATIONS

En usage interne, l'huile essentielle de Wintergreen doit être prescrite par un aromathérapeute.

Comment vous soigner en famille avec les 41 huiles essentielles ?

Les grandes manières d'utiliser le mélange aux 41 huiles essentielles

- Bain de mains
- Bain de pieds
- Bain de siège
- Cataplasme
- Diffuseur d'atmosphère
- Diffuseur de radiateur
- Friction
- Gargarisme
- Gouttes auriculaires
- Grand bain
- Injection gynécologique
- Lavage de sinus
- Lavement
- Massage
- Quelques gouttes sur un mouchoir
- Rinçage de bouche

J'ai répertorié ces 16 manières différentes d'utiliser le parfait mélange des 41 huiles essentielles les plus efficaces en aromathérapie familiale. Vous pouvez suivre mes indications en toute confiance, sans aucun risque. Sinon celui de vous mieux porter !

Cependant, je vous déconseille de prendre, sans l'avis d'un spécialiste, les huiles essentielles par voie interne, c'est-à-dire de les avaler. En usage interne, les huiles essentielles peuvent se prendre en gouttes sur un sucre, sur de la mie de pain ou, mieux encore, sous forme de gélules, parfaitement dosées. Ces gélules, vous devez demander à votre pharmacien de les préparer. Mais encore une fois, ceci est affaire de spécialiste.

Je vous conseille vivement de consulter un aromathérapeute si vous voulez utiliser les huiles essentielles par voie interne. Ce sont des produits irritants pour les muqueuses (surtout pour l'estomac) et leur usage est très délicat.

En revanche, je vous ai préparé une liste de 103 affections que vous pouvez combattre efficacement, vous-même, à la maison. Vous pouvez aussi, sans risque, apprendre à vous soigner en famille.

Il vous suffit, pour chaque affection, de vous reporter au chapitre « Comment utiliser le mélange aux 41 huiles essentielles », page 37.

Quel traitement choisir pour améliorer votre santé ?

ACNÉ

- **Friction :** tamponner les zones à traiter avec un coton, 2 ou 3 fois par semaine.
- **Lavement :** à utiliser en complément, 1 fois par semaine, pour une action antiseptique de tout l'organisme.

AÉROPHAGIE

- **Grand bain :** 2 fois par semaine. Immédiatement, en cas de crise.
- **Lavement :** 1 fois par semaine, pour purifier les voies digestives, pour mieux digérer.

AMYGDALITE

- **Gargarisme :** 1 ou 2 fois par jour. Remarquablement efficace.
- **Diffuseur d'atmosphère :** chaque soir, préventivement et curativement.

ANGINE

- **Gargarisme :** 2 fois par jour, matin et soir.
- **Quelques gouttes sur un mouchoir :** à respirer le plus souvent possible.

• **Diffuseur d'atmosphère :** pendant 1 heure, avant le coucher. Matin et soir, si vous restez à la maison.
• **Lavement :** 1 fois par jour. Peut-être le plus efficace.
• **Bain de pieds :** pour soulager immédiatement, si vous avez des difficultés à avaler.

ANGOISSE

• **Massage :** en massage du plexus solaire, en tournant dans le sens contraire des aiguilles d'une montre.
• **Grand bain :** tous les soirs, avant de vous coucher. En cas de crise.
• **Diffuseur d'atmosphère :** pour bien dormir.
• **Friction :** de la nuque, pour vous détendre.

APHTES

• **Rinçage de bouche :** 3 fois par jour.

ARTÉRIOSCLÉROSE

• **Grand bain :** 3 fois par semaine. Idéal pour améliorer la circulation.
• **Friction :** jambes.
• **Massage :** bras et jambes.

ARTHRITE

• **Massage :** très doux des articulations. 1 fois par jour.
• **Grand bain :** 2 ou 3 fois par semaine.
• **Bains de mains et de pieds :** en simultané pour soulager.
• **Friction :** des articulations en cas de crise.

ASTHME

• **Diffuseur d'atmosphère :** chaque jour, sans faute, pendant 1 heure avant le coucher.
• **Friction :** de la poitrine en insistant sur les pectoraux et le plexus solaire.
• **Quelques gouttes sur un mouchoir :** au coucher, et à respirer plusieurs fois par jour.

BALLONNEMENTS

- **Lavage**: 2 fois par semaine. La plus efficace des solutions.
- **Grand bain**: pour soulager immédiatement.
- **Friction**: sur l'abdomen.

BOURDONNEMENTS D'OREILLE

- **Gouttes auriculaires**: chaque soir, au coucher.
- **Grand bain**: 2 fois par semaine, très régulièrement.
- **Bain de pieds**: en cas de crise.

BRONCHITE

- **Friction**: de la poitrine, matin et soir.
- **Bain de pieds**: pour soulager immédiatement.
- **Diffuseur d'atmosphère**: chaque soir, sans faute.

BRÛLURES

- **Lavage et cataplasme**: diluer dans l'eau (1 cuillère à café pour 1/2 litre d'eau).

CELLULITE

- **Grand bain**: chaque soir, en période de lune croissante.
- **Massage**: des zones indurées, après le bain.

CÉPHALÉES

- **Bain de pieds**: pour soulager immédiatement.
- **Quelques gouttes sur un mouchoir**: pour respirer.

CHAMPIGNONS

- **Bain de pieds**: matin et soir
- **Grand bain**: chaque jour
- **Injections gynécologiques**: chaque soir
- **Application**: du mélange avec un coton.

CICATRISATION

- **Massage**: chaque jour, sur les pourtours de la cicatrice.

CIRCULATION (TROUBLES)

- **Grand bain :** 3 fois par semaine, toujours suivi d'une douche froide.
- **Massage :** des jambes, des pieds jusqu'en haut des cuisses.

COLIBACILLOSE

- **Lavement :** 1 fois par semaine.
- **Injection gynécologique :** 2 fois par semaine.

COLITES

- **Lavement :** 2 fois par semaine.
- **Massage :** de l'abdomen, en tournant dans le sens des aiguilles d'une montre.

CONSTIPATION

- **Lavement :** 2 fois par semaine.
- **Massage :** du ventre, en suivant le sens du côlon, de droite à gauche.

CONTRACTURES MUSCULAIRES

- **Grand bain :** immédiatement, si la contracture est due à un effort. 2 ou 3 fois par semaine, si ces contractures sont fréquentes.
- **Massage :** des muscles contractés.

CORYZA

- **Diffuseur d'atmosphère :** chaque soir, pendant 1 heure, avant le coucher.
- **Quelques gouttes sur un mouchoir :** pour soulager la crise.
- **Bain de siège :** souvent très efficace.

COURBATURES

- **Grand bain :** soulagement immédiat garanti.
- **Massage :** des zones courbatues.

CREVASSES DE LA PEAU

- **Friction :** suivie d'un cataplasme.
- **Grand bain :** préventivement et curativement, 2 ou 3 fois par semaine.

CYSTITE

- **Injection gynécologique :** 2 fois par semaine.
- **Lavement :** 1 fois par semaine.

DÉMANGEAISONS

- **Application locale :** dilué, 1 cuillère à café pour 1/4 de litre d'eau.

DENTS (DÉCHAUSSEMENT)

- **Rinçage de bouche :** chaque jour.

DENTS (DOULEURS)

- **Rinçage de bouche :** 3 ou 4 fois par jour.

DÉPRESSION

- **Grand bain chaud :** chaque soir.
- **Massage :** 2 ou 3 fois par jour, du plexus solaire.

DERMATOSES

- **Friction ou bain local :** chaque jour.

DÉSINFECTION DES HABITATIONS

- **Diffuseur d'atmosphère :** 1 heure, matin et soir.
- **Diffuseur de radiateur :** en permanence, quelques gouttes chaque jour.

DIARRHÉE

- **Lavement :** 1 ou 2 fois par jour, pour stopper la crise.

DIGESTION LENTE

- **Grand bain :** très régulièrement.
- **Massage :** de l'abdomen, en tournant dans le sens des aiguilles d'une montre.

DOULEURS DE LA COLONNE VERTÉBRALE

- **Grand bain :** chaque soir, pour soulager et détendre.

DOULEURS D'ESTOMAC

- **Massage :** du plexus solaire.

DOULEURS D'OREILLES

- **Gouttes auriculaires :** chaque soir, application avec un petit coton.

DOULEURS MUSCULAIRES

- **Grand bain :** pour soulagement immédiat.
- **Massage :** des muscles douloureux.

DOULEURS DE LA VESSIE

- **Lavement :** 2 ou 3 fois par semaine.
- **Bain de siège :** chaque jour.

DYSPNÉE NOCTURNE (RONFLEMENT OU ARRÊT RESPIRATOIRE)

- **Massage :** du plexus solaire, au coucher, en tournant dans le sens contraire des aiguilles d'une montre.
- **Diffuseur d'atmosphère :** chaque soir, sans faute.

ECCHYMOSES

- **Cataplasme :** local, matin et soir.
- **Friction :** très douce.

ENFLURE DES ARTICULATIONS

- **Massage :** local, extrêmement doux, juste pour faire pénétrer.
- **Cataplasme :** local, à renouveler 2 fois par jour.

ENGORGEMENT DES SEINS

- **Massage :** 1 fois par jour, en tournant dans le sens contraire des aiguilles d'une montre.

ENROUEMENT

- **Gargarisme :** matin et soir. Idéal pour les chanteurs, les fumeurs.

ÉNURÉSIE

- **Bain de siège :** au coucher. Matin et soir, si nécessaire.

FAIBLESSE DES JAMBES

- **Massage :** profond, de tous les membres inférieurs.

FATIGUE

- **Grand bain :** chaque soir.
- **Friction :** de tout le corps.

FIÈVRE

- **Friction du buste :** bien se couvrir pour accélérer la sudation.
- **Lavement :** en cas de bronchite, laryngite, refroidissement.

FISTULE (ANALE)

- **Lavement :** 2 fois par semaine.
- **Bain de siège :** 1 cuillère à soupe pour une bassine d'eau tiède.

FLATULENCES

- **Grand bain :** pour calmer la crise.
- **Lavement :** 2 fois par semaine.
- **Massage :** de l'abdomen, en tournant dans le sens des aiguilles d'une montre.

FOIE (MALADIES)

Voir Hépatisme.

FRILOSITÉ

- **Grand bain.** 3 fois par semaine.
- **Friction :** des bras et des jambes.

GINGIVITE

- **Rinçage de bouche :** matin et soir, après un brossage doux des dents.

GORGE (MAL DE)

Voir Laryngite.

GOUTTE

- **Grand bain :** suivi d'une douche froide des jambes, 2 ou 3 fois par semaine.
- **Massage :** des articulations, en douceur.

GRIPPE

- **Diffuseur d'atmosphère :** les 3 premiers jours, brancher l'appareil pendant toute la nuit, avec 100 gouttes.
- **Grand bain :** très chaud, pendant 10 minutes avec 4 pastilles d'un mélange Thym, Lavande et Girofle. Se tenir au chaud après le bain (de préférence au lit).
- **Gargarisme :** en cas de mal à la gorge.

GUÊPE (PIQÛRE)

- **Friction :** immédiatement avec le produit, après avoir extrait le dard.

HALEINE FÉTIDE

- **Rinçage de bouche :** 2 ou 3 fois par jour, après le brossage des dents (4 gouttes pour un verre d'eau tiède).
- **Gargarisme :** 2 ou 3 fois par jour, avec 10 gouttes pour un verre d'eau tiède.
- **Lavement :** 1 fois par semaine.

HÉMORROÏDES

- **Bain de siège :** chaud, suivi d'un bain de siège froid.
- **Grand bain :** suivi d'une douche froide de l'anus.
- **Lavement :** après la crise, 1 fois par semaine, pendant 10 semaines.

HÉPATISME (MALADIES DU FOIE)

- **Cataplasme :** 3 fois par semaine, avec un linge de coton chaud trempé dans un mélange de 1/4 de litre d'eau chaude pour 40 gouttes.
- **Bains de pieds et de mains :** chaud (39 °C), simultanément des pieds et des mains.
- **Grand bain :** chaud, suivi d'une douche très chaude de la région du foie, puis d'une douche très froide des mollets.
- **Massage :** de la région du foie, en tournant dans le sens des aiguilles d'une montre.

HOQUET

- **Massage :** du plexus solaire, en tournant dans le sens contraire des aiguilles d'une montre.

HYPOTENSION ARTÉRIELLE

- **Friction :** de tout le corps.

HYPERTENSION ARTÉRIELLE

- **Grand bain :** tiède, suivi d'une douche froide des jambes.
- **Massage :** de la colonne vertébrale.

IMPUISSANCE

- **Grand bain chaud :** suivi d'une douche froide des organes génitaux.
- **Massage :** du bas-ventre.

INSOMNIE

- **Grand bain :** chaud, suivi d'une douche froide des mollets.
- **Massage :** du dos, du plexus solaire, en tournant dans le sens des aiguilles d'une montre.

LARYNGITE

- **Gargarisme :** 20 gouttes pour un verre d'eau tiède, 3 fois par jour.
- **Lavage :** des sinus, matin et soir.

LEUCORRHÉE

- **Injection gynécologique :** 1 cuillère à café pour 1/2 litre d'eau tiède, 1 fois par jour.

MÉMOIRE (PERTE DE)

- **Grand bain :** 3 fois par semaine.

MIGRAINE

- **Friction :** de la nuque, chaque jour.
- **Bain de pieds :** en cas de crise.
- **Massage :** des tempes, préventivement, 3 jours par semaine.

MOUSTIQUES (PIQÛRES)

- **Friction :** de la zone douloureuse.
- **Diffuseur d'atmosphère :** préventivement.
- **Diffuseur de radiateur :** préventivement.

NERVOSITÉ

- **Grand bain :** chaud, suivi d'une douche froide des jambes et du dos.
- **Friction :** de la nuque et du dos.
- **Massage :** du plexus solaire, en tournant dans le sens contraire des aiguilles d'une montre.

NÉVRALGIES RHUMATISMALES

Voir Douleurs rhumatismales.

OBÉSITÉ

- **Massage :** des zones critiques, après le bain ou la douche.
- **Grand bain :** 3 fois par semaine.

OTALGIE

- **Gouttes auriculaires :** chaque jour.

OTITE

- **Gouttes auriculaires :** chaque jour.
- **Gargarisme :** chaque jour.

PALPITATIONS CARDIAQUES

- **Massage :** du plexus solaire, sans le sens contraire des aiguilles d'une montre.
- **Grand bain :** suivi d'une douche froide des mollets.
- **Friction :** de la poitrine.

PARASITOSE INTESTINALE

- **Lavement :** 3 fois par semaine. Préventivement, le jour de la pleine lune.

PEAU GRASSE

- **Friction :** avec 1 cuillère à soupe pour 1/2 litre d'eau.
- **Lavement :** 3 fois par semaine.

PEAU IRRITÉE

- **Application :** avec un coton (1 cuillère à café pour 1/4 de litre d'eau).

PELLICULES

- **Friction :** du cuir chevelu avec quelques gouttes, après le shampooing, sur cheveux mouillés.

PERTES BLANCHES

Voir Leucorrhée.

PIQÛRES D'INSECTES

- **Friction :** de la zone douloureuse.

PLAIE

- **Lavage :** avec 1/4 de litre d'eau de source + 1 cuillère à café.

PLAQUE DENTAIRE

- **Rinçage de bouche :** chaque jour, après le brossage des dents.

PLÉTHORE (INTOXICATION DE L'ORGANISME, EXCÈS DE TOXINES DANS LE SANG)

- **Grand bain :** 3 fois par semaine.
- **Lavement :** 1 fois par semaine.

PROSTATISME

- **Lavement :** 3 fois par semaine.

PRURIT

- **Lavage :** des zones infectées avec 1/4 de litre d'eau pour 1 cuillère à soupe.

PSORIASIS

- **Lavage :** des zones infectées avec 1/4 de litre d'eau pour 1 cuillère à soupe.

RÈGLES DOULOUREUSES

- **Bain de pieds :** chaud.

RÈGLES INSUFFISANTES

- **Grand bain :** suivi d'une douche froide des pieds.

REINS (MAUVAISE ÉLIMINATION)

- **Grand bain :** suivi d'une douche froide des fessiers et des organes génitaux.
- **Bain de siège :** 1 cuillère à soupe pour une bassine d'eau tiède.

RÉTENTION D'EAU

- **Grand bain :** 3 fois par semaine, suivi d'une douche froide des jambes.
- **Friction :** des jambes et des fessiers.
- **Massage :** des zones indurées.

RHUMATISMES

- **Grand bain :** chaud, suivi d'une friction à l'eau froide.
- **Massage :** des articulations.

RHUME

- **Bain de pieds :** très chaud.
- **Friction :** de la gorge et de la poitrine.

RHUME DE CERVEAU

Voir Coryza.

SINUSITE

- **Lavage :** des fosses nasales, avec 1/2 cuillère à café pour /2 litre d'eau à peine tiède.
- **Bain de pieds :** chaud, pour dégager le nez.

SPASMOPHILIE

- **Grand bain :** chaud, en cas de crise.
- **Massage :** du dos, préventivement.
- **Massage :** des zones douloureuses.

TOUX

- **Grand bain :** chaud.
- **Bain de pieds :** chaud.
- **Friction :** de la gorge et de la poitrine.

TRANSPIRATION

- **Grand bain :** chaud, 3 fois par semaine.
- **Massage :** de la voûte plantaire.

TREMBLEMENTS NERVEUX

- **Grand bain :** chaud, suivi d'une douche froide des jambes.
- **Massage :** de tout le corps.

TRISTESSE DU 3e ÂGE

- **Grand bain :** chaud, chaque jour.

ULCÈRE DES JAMBES

- **Lavage :** de la plaie, en tamponnant délicatement avec un coton imbibé d'une solution : 200 gouttes pour 1/4 de litre de Volvic.
- **Massage :** des pourtours de la plaie, avec le produit pur (en prenant soin de ne jamais déborder sur la plaie).
- **Bain de pieds :** alterné, chaud 10 minutes, puis froid 1 minute, chaud 5 minutes, froid 3 minutes.

VARICES

- **Grand bain :** suivi d'une douche froide des jambes.
- **Massage :** très doux des jambes.

VERMINOSES

Voir Parasitose.

ZONA

- **Application :** d'un linge tiède humidifié, avec 1 cuillère à soupe pour 1/4 de litre d'eau tiède.

Les 41 huiles essentielles et leurs propriétés principales

Chaque huile essentielle possède plusieurs propriétés thérapeutiques. Le grand secret consiste à les marier ensemble afin d'obtenir une action conjuguée qui, ainsi, en renforcera l'efficacité.
Il est difficile d'imaginer plus parfaite – et complète – synergie que l'utilisation conjointe des 41 huiles essentielles les plus importantes dans un seul produit.
Pour chaque propriété, je vous indique la signification exacte du terme employé et les essences « spécialisées ».

ANTICATARRHALE

→ Calme l'inflammation des muqueuses, chasse les toxines des systèmes respiratoire et digestif.

Genièvre – Marjolaine sauvage – Mélisse – Pin – Sarriette.

ANTIDIABÉTIQUE

→ Stimule le pancréas, régule le taux de sucre dans le sang.

Genévrier.

ANTIFONGIQUE

→ Chasse et détruit les mycoses.

Bois de rose – Sarriette.

ANTI-INFLAMMATOIRE

→ Calme les inflammations.

Genièvre – Lavande – Macis.

ANTIMIGRAINEUSE

→ Calme la migraine.

Lavande.

ANTINÉVRALGIQUE

→ Calme les douleurs.

Cajeput – Citronnelle – Gingembre – Girofle – Lavande – Mandarine – Marjolaine – Origan – Romarin – Verveine – Wintergreen.

ANTIPHLOGISTIQUE

→ Combat l'inflammation, aide à chasser les toxines.

Cajeput.

ANTIRHUMATISMALE

→ Calme les douleurs et inflammations articulaires, favorise la souplesse.

Cannelle – Citronnelle – Eucalyptus – Genévrier – Gingembre – Lavande – Mandarine – Marjolaine – Menthe – Niaouli – Origan – Pin – Romarin – Sarriette – Sauge – Wintergreen.

ANTISEPTIQUE

→ Détruit les microbes et les germes pathogènes.

Aneth – Bay de Saint Thomas – Benjoin – Bois de rose – Cajeput – Cannelle – Citronnelle – Genévrier – Géranium – Girofle – Lavande – Macis – Menthe – Myrrhe – Niaouli – Romarin – Sarriette.

ANTISEPTIQUE PULMONAIRE

→ Détruit les microbes au niveau des bronches et des poumons.

Bois de rose – Cajeput – Eucalyptus – Lavande – Niaouli – Pin – Serpolet – Thym.

ANTISEPTIQUE URINAIRE

→ Détruit les microbes de l'appareil génito-urinaire.

Bois de rose – Cajeput – Cannelle – Niaouli – Serpolet – Thym.

ANTISPASMODIQUE

→ Prévient et calme les tensions musculaires ou nerveuses.

Aneth – Anis – Basilic – Cajeput – Cumin – Fenouil – Géranium – Girofle – Lavande – Mandarine – Marjolaine – Mélisse – Menthe – Orange – Origan – Petit Grain – Sauge – Verveine.

ANTISPASMODIQUE BRONCHIQUE

→ Calme les spasmes des bronches, évite la toux.

Cajeput.

ANTISUDORALE

→ Évite la transpiration.

Sauge.

ANTITHERMIQUE

→ Fait baisser la fièvre.

Sauge – Verveine.

APÉRITIVE

→ Tonifie l'estomac, stimule les sécrétions de l'appareil digestif, ouvre l'appétit.

Fenouil – Persil.

APHRODISIAQUE

→ Stimule, réveille, excite le désir sexuel et l'activité.

Anis – Cannelle – Gingembre – Girofle – Sarriette – Serpolet – Thym.

ASTRINGENTE

→ Resserre et raffermit les tissus.

Cyprès – Géranium – Serpolet – Thym.

BACTÉRICIDE

→ Détruit les germes pathogènes.

Bois de rose – Cannelle – Eucalyptus – Lavande – Macis – Marjolaine – Myrrhe – Origan – Serpolet – Thym.

BALSAMIQUE

→ Adoucit les muqueuses, calme la toux, favorise l'expectoration.

Eucalyptus – Myrrhe – Niaouli – Origan – Pin – Serpolet – Thym.

BÉCHIQUE

→ Combat la toux, les irritations des bronches.

Eucalyptus – Marjolaine – Pin – Serpolet – Thym.

CALMANTE

→ Détend le système nerveux, calme les douleurs.

Citronnelle – Genévrier – Lavande – Marjolaine – Petit Grain.

CARDIOTONIQUE

→ Tonifie le cœur, augmente son endurance.

Romarin.

CARMINATIVE

→ Permet d'évacuer les gaz intestinaux.

Anis – Bay de Saint Thomas – Cumin – Fenouil – Gingembre – Mandarine – Mélisse – Menthe.

CHOLAGOGUE

→ Stimule le foie, aide à l'évacuation de la bile

Lavande – Mandarine – Romarin.

CHOLÉRÉTIQUE

→ Augmente la contraction de la vésicule biliaire et la production de bile.

Mélisse – Romarin.

CICATRISANTE

→ Améliore et accélère la cicatrisation des plaies.

Bay de Saint Thomas – Benjoin – Eucalyptus – Géranium – Girofle – Lavande – Myrrhe – Sauge.

DÉPURATIVE

→ Purifie le sang, chasse les toxines de l'organisme.

Genévrier – Persil – Sauge – Wintergreen.

DÉPURATIVE DE LA PEAU

→ Élimine les toxines de la peau, purifie l'épiderme.

Géranium – Persil.

DÉPURATIVE DU CUIR CHEVELU

→ Assainit le cuir chevelu, assèche la séborrhée, prévient les pellicules.

Genévrier – Wintergreen.

DÉSINFECTANTE

→ Détruit microbes et germes pathogènes.

Bay de Saint Thomas – Benjoin – Cannelle – Citronnelle – Géranium – Menthe.

DÉSODORISANTE

→ Chasse les mauvaises odeurs.

Citronnelle – Cyprès.

DIGESTIVE

→ Active, améliore la digestion, stimule les sécrétions des sucs digestifs.

Aneth – Basilic – Fenouil.

DIURÉTIQUE

→ Augmente l'élimination de l'eau tissulaire, augmente le débit urinaire.

Aneth – Anis – Basilic – Cumin – Cyprès – Fenouil – Géranium – Lavande – Mélisse – Origan – Persil – Romarin – Sarriette – Sauge – Serpolet – Thym – Wintergreen.

EMMÉNAGOGUE

→ Facilite les menstruations, calme les douleurs des règles.

Basilic – Cajeput – Cannelle – Cumin – Genièvre – Menthe – Origan – Persil – Romarin – Sauge – Serpolet – Thym.

EXCITANTE

→ Excite momentanément l'activité physique ou intellectuelle.

Girofle.

EXPECTORANTE

→ Favorise l'expulsion des sécrétions des bronches.

Benjoin – Fenouil – Marjolaine – Origan – Sarriette – Serpolet – Thym.

FÉBRIFUGE

→ Combat la fièvre.

Cannelle – Orange – Persil – Sarriette.

FORTIFIANTE

→ Améliore la résistance physique, combat la fatigue.

Macis – Mélisse – Menthe – Myrrhe – Romarin – Sarriette – Sauge – Verveine.

FORTIFIANTE DU SYSTÈME NERVEUX

→ Améliore l'équilibre nerveux, renforce la résistance nerveuse.

Mélisse – Verveine.

GALACTOGÈNE

→ Favorise, améliore la sécrétion lactée des seins.

Anis – Basilic.

HÉMOSTATIQUE

→ Active et accélère la coagulation du sang.

Géranium.

HYPOTENSIVE

→ Fait baisser la pression artérielle.

Cannelle – Sauge.

INSECTICIDE

→ Détruit les insectes.

Citronnelle.

PARASITICIDE

→ Détruit les parasites.

Bay de Saint Thomas – Girofle – Lavande – Menthe – Origan.

PECTORALE

→ Adoucit la muqueuse pulmonaire.

Eucalyptus – Serpolet – Thym.

RÉÉQUILIBRANTE DU SYSTÈME NERVEUX

→ Améliore ou rétablit l'équilibre du système sympathique (excitateur) et parasympathique (modérateur).

Fenouil – Marjolaine.

RÉÉQUILIBRANTE ENDOCRINIENNE

→ Améliore l'équilibre du système endocrinien (système glandulaire).

Fenouil.

RÉGULATRICE DES SÉCRÉTIONS SÉBACÉES

→ Régule les sécrétions de sébum cutané (acné, peau grasse, points noirs, cheveux gras).

Citronnelle.

SÉDATIVE

→ Apaise le système nerveux, calme les douleurs.

Mandarine – Menthe – Orange – Petit Grain – Serpolet – Thym.

SOMNIFÈRE

→ Améliore ou provoque le sommeil.

Mandarine – Marjolaine.

STIMULANTE

→ Augmente la vitalité générale, donne de l'énergie.

Aneth – Basilic – Bay de Saint Thomas – Bois de rose – Cannelle – Cyprès – Eucalyptus – Gingembre – Macis – Mélisse – Menthe - Origan – Persil – Pin – Romarin – Sarriette – Sauge – Serpolet.

STIMULANTE CELLULAIRE

→ Stimule le renouvellement des cellules et le système immunitaire, combat la fatigue.

Bay de Saint Thomas – Niaouli – Serpolet.

STIMULANTE CIRCULATOIRE

→ Stimule les 3 circulations : artérielle, capillaire et veineuse.

Cannelle – Menthe – Origan.

STIMULANTE DIGESTIVE

→ Accélère la digestion.

Cannelle – Mélisse.

STOMACHIQUE

→ Stimule les sécrétions de l'estomac, le fortifie.

Aneth – Anis – Basilic – Bay de Saint Thomas – Cannelle – Cumin – Genièvre – Gingembre – Girofle – Macis – Mandarine – Marjolaine – Menthe – Origan – Petit Grain – Sarriette.

SUDORIFIQUE

→ Provoque et augmente la sudation.

Cajeput – Cumin – Lavande – Orange – Persil.

TONIFIANTE DES CHEVEUX

→ Stimule la pousse des cheveux, les rend plus solides.

Bay de Saint Thomas – Wintergreen.

TONIQUE

→ Améliore l'énergie, stimule les fonctions vitales.

Aneth – Bois de rose – Cumin – Fenouil – Genévrier – Géranium – Gingembre – Menthe – Persil – Sauge – Serpolet – Thym – Verveine – Wintergreen.

TONIQUE DU SYSTÈME NERVEUX – TONIQUE NERVIN

→ Fortifie le système nerveux.

Cannelle – Girofle – Marjolaine – Origan – Petit Grain – Serpolet – Verveine.

TONIQUE DU SYSTÈME SYMPATHIQUE

→ Renforce l'activité du système excitateur, donne de l'énergie, combat la fatigue.

Origan – Verveine – Wintergreen.

TONIQUE VEINEUX

→ Améliore l'élasticité des veines, renforce la paroi des vaisseaux, combat rougeurs et rétention d'eau.

Cannelle – Cyprès.

VASOCONSTRICTRICE

→ Resserre le diamètre des vaisseaux, diminue les rougeurs, freine le saignement.

Cyprès – Menthe.

VASODILATATRICE

→ Augmente le diamètre des vaisseaux, oxygène les tissus.

Cannelle – Romarin.

VERMIFUGE

→ Détruit les vers intestinaux.

Cajeput – Cannelle – Eucalyptus – Géranium – Petit Grain – Sarriette – Serpolet – Thym.

Les 41 huiles essentielles et leurs indications principales

Chacune des 41 huiles essentielles possède plusieurs indications. Ne vous étonnez donc pas de les voir indiquées pour plusieurs affections.

Bien évidemment, en aucun cas l'utilisation ne peut remplacer la visite d'un médecin. Dès que votre problème se manifeste, reportez-vous vite au chapitre « Comment vous soigner en famille avec les 41 huiles essentielles ? Quels traitements choisir pour améliorer votre santé ? » pages 93 et suivantes.

Commencez sans tarder à vous soigner, votre médecin arrivera peut-être trop tard… seulement pour constater que vous êtes guéri !

Dans tous les cas, sa visite est indispensable. Bien souvent, un symptôme mineur peut cacher une maladie grave et un diagnostic médical est toujours nécessaire.

Dans les pages qui vont suivre, vous trouverez, par ordre alphabétique, la liste des affections et, pour chaque affection, une liste alphabétique des huiles essentielles. Elles ne sont pas indiquées par ordre d'efficacité. Tout simplement parce qu'il est nécessaire, par voie interne, d'en mélanger trois pour une bonne synergie et que, par voie externe, la voie royale reste le mélange des 41 huiles essentielles.

ACNÉ
Cajeput – Genièvre – Lavande – Menthe – Origan – Persil – Sauge.

AÉROPHAGIE
Aneth – Basilic – Marjolaine – Origan.

AMYGDALITE
Cajeput – Myrrhe – Sarriette.

ANGINE
Cajeput – Lavande – Myrrhe – Origan – Sarriette.

ANGOISSE
Lavande – Marjolaine – Mélisse – Menthe – Orange.

APHTES
Cyprès – Sauge – Thym.

ARTÉRIOSCLÉROSE
Citron – Romarin.

ARTHRITE
Basilic – Bay de Saint Thomas – Citron – Citronnelle – Genièvre – Lavande – Wintergreen.

ARTHROSE
Eucalyptus – Genièvre – Lavande – Niaouli – Romarin – Sarriette – Sauge – Thym.

ASTHME
Anis – Bois de rose – Cajeput – Eucalyptus – Lavandin – Mélisse – Origan – Pin – Serpolet – Thym.

BALLONNEMENTS
Aneth – Anis – Cannelle – Citron – Fenouil – Mandarine – Mélisse – Menthe – Persil – Romarin – Sarriette.

BOURDONNEMENTS D'OREILLE
Citronnelle – Lavande – Marjolaine – Romarin.

BRONCHITE
Bay de Saint Thomas – Cajeput – Eucalyptus – Lavande – Niaouli – Romarin – Sarriette – Serpolet – Thym.

BRÛLURES
Eucalyptus – Lavande.

CELLULITE
Aneth – Basilic – Cannelle – Fenouil – Girofle – Macis – Mandarine – Mélisse – Menthe – Romarin – Sauge.

CÉPHALÉES
Anis – Basilic – Citron – Eucalyptus – Lavande – Macis – Marjolaine – Menthe – Orange – Romarin.

CHAMPIGNONS
Sarriette.

CICATRISATION
Géranium – Girofle – Lavande Myrrhe – Origan – Sauge – Thym.

CIRCULATION (TROUBLES)
Citron – Cyprès – Menthe – Romarin.

COLIBACILLOSE
Eucalyptus – Genièvre – Lavande – Niaouli – Thym.

COLITE
Cajeput – Genièvre – Niaouli – Pin – Thym.

CONSTIPATION
Cannelle – Cumin – Marjolaine – Romarin.

CONTRACTURES MUSCULAIRES
Aneth – Basilic – Cumin – Mandarine – Marjolaine – Romarin.

CORYZA
Aneth – Citron – Estragon – Marjolaine – Myrrhe – Pin.

COURBATURES
Marjolaine – Pin – Romarin.

CREVASSES (DE LA PEAU)
Cannelle – Romarin.

CYSTITE
Cajeput – Citronnelle – Eucalyptus – Fenouil – Genièvre – Lavande – Menthe – Niaouli – Pin – Thym.

DÉMANGEAISONS, ROUGEURS
Citronnelle – Cyprès – Menthe.

DENTS (DÉCHAUSSEMENT)
Bois de rose – Cajeput – Cannelle – Cyprès – Genièvre – Girofle – Sarriette.

DENTS (DOULEURS, INFECTIONS)
Girofle – Marjolaine – Romarin – Thym – Verveine.

DÉPRESSION
Fenouil – Macis – Marjolaine – Menthe.

DERMATOSES
Bay de Saint Thomas – Cajeput – Citron – Géranium – Lavande – Menthe – Persil.

DÉSINFECTION DES HABITATIONS
Basilic – Bay de Saint Thomas – Benjoin – Citronnelle – Genièvre – Géranium – Menthe – Sarriette.

DIARRHÉE
Bay de Saint Thomas – Cyprès – Lavande – Sauge.

DIGESTION LENTE
Aneth – Basilic – Cannelle – Fenouil – Girofle – Macis – Mandarine – Mélisse – Menthe – Romarin – Sauge.

DOULEURS DE LA COLONNE VERTÉBRALE
Bay de Saint Thomas – Genièvre – Géranium – Gingembre – Girofle – Lavande – Origan – Pin – Sarriette – Thym.

DOULEURS D'ESTOMAC
Aneth – Basilic – Girofle – Menthe – Sarriette.

DOULEURS MUSCULAIRES
Bay de Saint Thomas – Genièvre – Gingembre – Origan – Pin – Romarin – Thym.

DOULEURS D'OREILLE
Aneth – Lavande – Marjolaine.

DOULEURS DE LA VESSIE
Genièvre – Géranium – Girofle – Thym.

DYSPNÉE NOCTURNE (RONFLEMENTS, ARRÊT DE LA RESPIRATION)
Marjolaine – Persil.

ECCHYMOSES
Cyprès – Fenouil – Géranium – Mélisse.

ENFLURE DES ARTICULATIONS
Cyprès – Menthe.

ENGORGEMENT DES SEINS
Fenouil – Géranium – Marjolaine – Menthe.

ENROUEMENT
Cajeput – Cyprès – Myrrhe – Thym.

ÉNURÉSIE (INCONTINENCE URINAIRE, PIPI AU LIT)
Cyprès – Genièvre – Girofle – Lavande – Mélisse.

ÉPIDERME IRRITÉ
Cannelle – Citronnelle – Girofle – Menthe – Myrrhe – Serpolet – Verveine.

FAIBLESSE DES JAMBES
Macis – Romarin – Serpolet.

FATIGUE
Aneth – Basilic – Bay de Saint Thomas – Cannelle – Citron –

Cumin – Cyprès – Eucalyptus – Fenouil – Genièvre – Géranium – Gingembre – Lavande – Macis – Marjolaine – Mélisse – Menthe – Myrrhe – Orange – Origan – Persil – Petit Grain – Romarin – Sarriette – Sauge – Serpolet – Thym – Verveine.

FIÈVRE
Cajeput – Cannelle – Citron – Cumin – Cyprès – Eucalyptus – Genièvre – Menthe – Orange – Verveine.

FISTULE (ANALE)
Cyprès – Géranium – Niaouli.

FLATULENCES
Cumin – Mélisse – Menthe – Petit Grain.

FOIE (MALADIES)
Voir Hépatisme.

FRILOSITÉ
Bay de Saint Thomas – Macis – Romarin – Sarriette – Thym.

GINGIVITE
Cyprès – Girofle – Menthe – Thym.

GORGE (MAL DE)
Cyprès – Lavande – Sarriette – Thym.

GOUTTE
Aneth – Fenouil – Girofle – Sarriette.

GRIPPE
Cajeput – Cyprès – Eucalyptus – Orange – Origan – Pin – Thym.

GUÊPE (PIQÛRE)
Basilic – Citronnelle – Eucalyptus – Girofle – Menthe.

HALEINE FÉTIDE
Cannelle – Girofle – Lavande – Thym.

HÉMORROÏDES
Citron – Cyprès – Géranium – Marjolaine – Sauge.

HÉPATISME (MALADIES DU FOIE)
Genièvre – Lavande – Marjolaine – Mandarine – Menthe – Orange – Origan – Persil – Pin – Romarin.

HOQUET
Lavande – Petit Grain.

HYPERTENSION ARTÉRIELLE
Citron – Marjolaine.

HYPOTENSION ARTÉRIELLE
Macis – Romarin – Sauge – Serpolet.

IMPUISSANCE
Anis – Cannelle – Cumin – Gingembre – Girofle – Macis – Myrrhe – Romarin – Sarriette – Sauge.

INSOMNIE
Basilic – Citronnelle – Lavande – Marjolaine – Mélisse – Menthe – Orange – Petit Grain – Verveine.

LARYNGITE
Cajeput – Lavande – Myrrhe – Sarriette.

LEUCORRHÉE
Girofle – Menthe.

MÉMOIRE (PERTE DE)
Girofle – Menthe.

MIGRAINE
Aneth – Anis – Basilic – Citron – Eucalyptus – Lavande – Menthe – Orange – Petit Grain – Romarin – Sauge.

MOUSTIQUES (PIQÛRES)
Basilic – Citron – Citronnelle – Eucalyptus – Géranium – Menthe.

NERVOSITÉ
Aneth – Citronnelle – Cumin – Fenouil – Mandarine – Marjolaine – Mélisse – Menthe – Orange – Petit Grain – Romarin – Sauge.

NÉVRALGIES RHUMATISMALES
Voir Douleurs musculaires.

OBÉSITÉ
Marjolaine – Sauge – Thym.

OTALGIE
Aneth – Origan.

OTITE
Girofle – Origan.

PALPITATIONS CARDIAQUES
Mandarine – Menthe – Orange – Petit Grain.

PARASITOSE INTESTINALE
Eucalyptus – Fenouil – Genièvre – Niaouli – Orange – Pin.

PEAU GRASSE
Cajeput – Genièvre – Menthe – Origan – Sauge.

PELLICULES
Romarin – Sarriette – Sauge.

PERTES BLANCHES
Voir Leuccorhée.

PIQÛRES D'INSECTES
Voir Moustiques.

PLAIES
Bay de Saint Thomas – Benjoin – Eucalyptus – Géranium – Niaouli – Sauge.

PLAQUE DENTAIRE
Girofle – Lavande – Origan – Thym.

PLÉTHORE (INTOXICATION DE L'ORGANISME PAR EXCÈS ALIMENTAIRES)
Persil – Wintergreen.

PROSTATISME
Genièvre – Lavande – Pin – Sauge.

PRURIT
Bay de Saint Thomas – Géranium – Girofle – Lavande.

PSORIASIS
Bay de Saint Thomas – Menthe – Sarriette.

RÈGLES DOULOUREUSES
Anis – Basilic – Cajeput – Cannelle – Cumin – Cyprès – Fenouil – Genièvre – Menthe – Origan – Persil – Romarin – Sauge – Thym.

RÈGLES INSUFFISANTES
Cannelle – Origan – Thym.

REINS (MAUVAISE ÉLIMINATION)
Genièvre – Lavande – Persil – Romarin.

RÉTENTION D'EAU
Aneth – Basilic – Fenouil – Girofle – Mandarine – Mélisse – Sauge.

RHUMATISMES
Basilic – Bay de Saint Thomas – Cajeput – Citron – Eucalyptus – Genièvre – Lavande – Mélisse – Menthe – Pin – Romarin – Sarriette – Sauge – Thym – Wintergreen.

RHUME
Cajeput – Lavande – Myrrhe – Origan – Sarriette.

RHUME DE CERVEAU
Voir Coryza.

SINUSITE
Benjoin – Citron – Eucalyptus – Marjolaine – Myrrhe – Niaouli.

SPASMOPHILIE
Marjolaine – Mélisse – Sauge – Verveine.

TOUX
Benjoin – Cajeput – Cyprès – Eucalyptus – Fenouil – Lavande – Macis – Marjolaine – Menthe – Persil – Petit Grain – Sauge – Serpolet.

TRANSPIRATION
Cyprès – Pin – Sauge.

TREMBLEMENTS NERVEUX
Marjolaine – Menthe.

TRISTESSE DU 3e ÂGE
Cannelle – Marjolaine – Verveine.

ULCÈRE DES JAMBES

Bay de Saint Thomas – Benjoin – Géranium – Niaouli.

VARICES

Citron – Cyprès – Menthe.

VERMINOSES

Voir Parasitose intestinale.

ZONA

Géranium – Marjolaine.

Quelques autres mélanges selon vos besoins...

Vous ne trouverez aucun mélange ni aucune synergie plus efficace que le mélange des 41 huiles essentielles les plus puissantes de l'aromathérapie.
Vous pouvez, toutefois, éprouver le désir de concocter vous-même des petits mélanges sur mesure.
Si vous voulez jouer à l'apothicaire, voici quelques recettes à base d'huiles essentielles, parfaitement dosées, que vous pourrez utiliser sans risque... sinon celui de vous mieux porter !

LES HUILES ESSENTIELLES POUR HARMONISER LES ÉNERGIES

Les huiles essentielles sont nées du mariage alchimique de la plante et du soleil. Douées d'un très fort pouvoir énergétique, elles pénètrent à travers la peau et peuvent réveiller ou harmoniser vos énergies profondes.

Aux États-Unis, les huiles essentielles ne sont utilisées que pour harmoniser l'énergie.

Apprenez à les choisir pour retrouver votre équilibre.

Toute notre énergie est distribuée à partir des sept chakras ou plexus.

– Le premier, le Mulâdhâra, est situé au niveau du pubis. Point d'entrée de l'énergie terrestre, il nous donne la force vitale et règle les fonctions sexuelles.

– Le deuxième, le Svâdhisthâna, est le plexus hypogastrique. Il est situé au niveau du nombril.

- Ces deux premiers chakras régissent l'énergie métabolique : assimilation, élimination.
- Ils se traitent avec des huiles essentielles extraites de fleurs.

– Le troisième, Manipûra, est le plexus solaire. Situé à la base du sternum, son rôle est particulier.

• Il harmonise l'énergie entre la zone rythmique et la zone métabolique. C'est lui qui apporte la vie à l'assimilation et l'élimination.

• Il se traite avec des huiles essentielles extraites de sommités fleuries.

– Le quatrième, le Anâhata, correspond au cœur. Situé au centre du sternum, il régit les émotions.

– Le cinquième, le Visuddha, correspond au plexus pharyngé, à la thyroïde. Situé au milieu du cou.

• Ils se traitent avec des huiles essentielles extraites de feuilles.

– Le sixième, l'Ajnâ, correspond à l'hypophyse. C'est notre troisième œil. Situé entre les deux yeux

– Le septième, le Sahasrâra, est situé au sommet du crâne et correspond à la glande pinéale.

• Ces deux derniers plexus règlent l'énergie neurosensorielle.

• Ils se traitent avec des huiles essentielles extraites de racines.

Technique de régulation

Avec votre main directrice, droite pour les droitiers et gauche pour les gauchers, il faut apprendre à « sentir » votre plexus.

Quelquefois, la main directrice de l'énergie ne correspond pas avec la latéralité. Il faut faire des essais. Certains magnétiseurs droitiers se servent de la main gauche, et vice versa.

Un chakra neutre – ni chaud, ni froid –, en équilibre, se massera en tournant dans le sens des aiguilles d'une montre pour se dynamiser, en sens contraire pour se détendre.

À la fin du massage, l'énergie doit être rééquilibrée. Un massage ne peut dépasser 7 minutes par chakra.

Choix des huiles essentielles

Les huiles essentielles ne s'utilisent pas pures. Elles sont trop agressives. Vous utiliserez la formule suivante :

Huile d'amandes douces ou de Calendula... 50 ml
Huile essentielle... 30 gouttes

Non pas 30 gouttes de chaque huile essentielle, mais 30 gouttes au total d'huiles essentielles.

- Sahasrâra : huile essentielle de Valériane + huile essentielle de Gingembre (racines)
- Ajnâ : huile essentielle d'Angélique + huile essentielle de Sassafras (racines)
- Visuddha : huile essentielle de Sauge + huile essentielle de Menthe (feuilles)
- Anâhata : huile essentielle de Cyprès + huile essentielle d'Eucalyptus (feuilles)
- Manipûra : huile essentielle de Marjolaine + huile essentielle de Romarin (fleurs)
- Svâdhisthâna : huile essentielle de Niaouli (fleurs)
- Mulâdhâra : huile essentielle de Sarriette (fleurs)

Le choix des huiles essentielles peut varier en fonction des troubles à traiter.

Mais elles sont toujours choisies pour leur puissance vibratoire et non pas en fonction de leur activité chimique.

Pour ma part, j'ai résolu le problème depuis longtemps. Après avoir testé durant 30 ans, différents mélanges d'huiles essentielles, je peux vous affirmer que le mélange le plus efficace – et cela, quel que soit le plexus – est bien le mélange des 41 huiles essentielles majeures que j'ai eu l'honneur et le temps de mettre au point.

Alcoolatures, frictions, cataplasmes, huiles de massage...

Souvenez-vous que les huiles essentielles possèdent l'étonnant pouvoir de passer la barrière cutanée (pouvoir iatraliptique : partie de la médecine qui traite avec des remèdes externes : onguents, frictions...). C'est dire que l'application sur la peau d'une huile essentielle est tout aussi efficace que son ingestion.
Personnellement, je pense que c'est même plus efficace ! Essayez ces recettes, vous serez étonnés des résultats.

DIVERSES PRÉPARATIONS EN MÉDECINE FAMILIALE

Voici maintenant des formules très efficaces pour des affections variées.

La complexité des mesures et la difficulté pour se procurer certains ingrédients indispensables ne vous permettront pas de les fabriquer vous-même.

En revanche, votre pharmacien le fera volontiers pour vous. Il vous suffira de lui apporter la formule et de lui passer commande. Attention : il est très important de respecter les posologies indiquées.

RECETTES DE SANTÉ / ALCOOLATS

AFFECTIONS PULMONAIRES, BRONCHITE

Huile essentielle de Thym .... **1 gramme**
Huile essentielle de Cajeput .... **1 gramme**
Huile essentielle de Pin (aiguille) .... **1 gramme**
Huile essentielle de Menthe poivrée .... **0,50 gramme**
Alcool à 60° .... **60 ml**

- **Adultes :** 25 gouttes dans 1/2 verre d'eau tiède, avant les repas, midi et soir.

• **Enfants de plus de 7 ans :** 10 gouttes dans 1/2 verre d'eau tiède, avant les repas, midi et soir.

AFFECTIONS INTESTINALES (COLITES, PARASITOSES)

Huile essentielle de Lavande .... **0,75 gramme**
Huile essentielle de Sarriette .... **0,75 gramme**
Huile essentielle de Basilic .... **0,75 gramme**
Huile essentielle de Carvi .... **0,75 gramme**
Alcool à 60° .... **60 ml**

• **Adultes :** 30 gouttes dans 1/2 verre d'eau tiède, avant les repas, midi et soir.

AFFECTIONS CIRCULATOIRES

Huile essentielle de Cyprès .... **1 gramme**
Huile essentielle de Romarin .... **1 gramme**
Huile essentielle de Sarriette .... **1 gramme**
Alcool à 60 ° .... **60 ml**

• **Adultes :** 30 gouttes dans 1/2 verre d'eau tiède, avant les repas, midi et soir.

INFECTION DES VOIES URINAIRES

Huile essentielle de Santal .... **0,75 gramme**
Huile essentielle de Genièvre .... **0,75 gramme**
Huile essentielle de Sassafras .... **0,75 gramme**
Huile essentielle de Niaouli .... **0,75 gramme**
Alcool à 60 ° .... **60 ml**

• **Adultes :** 35 gouttes dans 1/2 verre d'eau tiède, avant les repas, midi et soir.

FRICTIONS

RHUMATISMES

Huile essentielle d'Origan .... **6 grammes**
Huile essentielle de Pin .... **10 grammes**
Huile essentielle de Genièvre .... **6 grammes**
Huile essentielle de Camomille .... **2 grammes**
Teinture de Gingembre .... **180 grammes**
Alcoolat de Romarin .... **400 grammes**

• En friction énergique, matin et soir. Le soir, entourer l'articulation d'une flanelle.

HUILES DE MASSAGE

AÉROPHAGIE, BALLONNEMENTS

Huile végétale de Camomille .... **125 ml**
Huile essentielle de Consoude .... **20 gouttes**
Huile essentielle d'Estragon .... **20 gouttes**
Huile essentielle de Fenouil .... **10 gouttes**

• Massez l'abdomen dans le sens des aiguilles d'une montre, et le plexus solaire en sens inverse.

ARTHROSE (ARTICULATION FROIDE)

Huile camphrée .... **125 ml**
Huile essentielle de Romarin .... **10 gouttes**
Huile essentielle de Sassafras .... **10 gouttes**
Huile essentielle de Citron .... **10 gouttes**

• Frictionner l'articulation en tournant dans le sens des aiguilles d'une montre.

ARTHRITE (ARTICULATION CHAUDE)

Huile végétale de Calendula .... **125 ml**
Huile essentielle de Citron .... **20 gouttes**
Huile essentielle de Genièvre .... **20 gouttes**
Huile essentielle de Thym .... **5 gouttes**

• Masser doucement, en tournant dans le sens contraire des aiguilles d'une montre.

DOULEURS MUSCULAIRES

Alcoolat de Romarin .... **125 ml**
Huile essentielle d'Origan .... **20 grammes**
Huile essentielle de Sarriette .... **20 grammes**
Huile essentielle de Menthe mitchoum .... **20 grammes**

• Frictionner et entourer le muscle d'une flanelle.

STRESS ET FATIGUE

Alcoolat de Gingembre .... **125 ml**
Huile essentielle de Marjolaine .... **20 gouttes**
Huile essentielle de Sassafras .... **20 gouttes**
Huile essentielle de Lavande .... **20 gouttes**

• En massage de la colonne vertébrale, en insistant sur la nuque.

TROUBLES CIRCULATOIRES

Huile de Millepertuis .... **125 ml**
Huile essentielle de Cyprès .... **25 gouttes**
Huile essentielle de Thym .... **25 gouttes**

- En massage doux, en remontant des extrémités vers le cœur.

CATAPLASMES

ARTHROSE, DÉMINÉRALISATION

Argile verte en poudre .... **2 cuillères à soupe**
Poudre de Prêle .... **4 cuillères à soupe**
Poudre de Laminaire .... **2 cuillères à soupe**

Eau chaude en quantité suffisante pour obtenir une pâte épaisse.
Puis ajouter :

Huile essentielle de Romarin .... **10 gouttes**
Huile essentielle de Sassafras .... **7 gouttes**

- Bien mélanger et appliquer sur l'articulation. Recouvrir d'un papier aluminium et d'un linge de laine. Laissez en place 30 minutes.
- Augmenter la quantité si la zone douloureuse est plus large.

ARTHRITE, ARTICULATION CHAUDE OU GONFLÉE

Argile rouge en poudre .... **2 cuillères à soupe**
Poudre d'Ortie blanche .... **4 cuillères à soupe**
Poudre de Fucus .... **2 cuillères à soupe**

Eau chaude en quantité suffisante pour obtenir une pâte épaisse.
Puis ajouter :

Huile essentielle de Sarriette .... **10 gouttes**
Huile essentielle de Citron .... **10 gouttes**

- Bien mélanger et appliquer sur l'articulation. Recouvrir d'une feuille de papier aluminium et d'un linge de coton. Laisser en place 30 minutes.

Recettes de beauté aux huiles essentielles

ATTENTION !
Plus que des recettes de beauté, il s'agit de véritables traitements thérapeutiques dont l'action interne est puissante et durable. Rien à voir avec toutes ces crèmes de beauté vendues à grands coups de publicité, pour lesquelles vous payez d'abord la marque, ensuite le flacon et, bien après, l'efficacité ! Ces soins de beauté vous coûteront très peu cher et vous serez étonnés des résultats. À condition d'avoir choisi des huiles essentielles pures, naturelles et garanties biologiques.

SOINS DU VISAGE

FUMIGATION

→ Pour purifier les peaux grasses et nettoyer les pores de la peau.

1 cuillère à café de lait en poudre
3 gouttes d'huile essentielle de Thym
1 grand bol d'eau bouillante

• Délayer le lait en poudre dans un peu d'eau bouillante.
Ajouter l'huile essentielle et verser le tout dans un grand bol d'eau bouillante.
• Exposer le visage à la vapeur, jusqu'à ce que celle-ci se dissipe complètement.
• Il est recommandé de faire cette fumigation 1 fois par semaine.

GOMMAGE AU YAOURT ET AU SON

→ Pour assainir les peaux mixtes et dynamiser les peaux ternes.

2 cuillères à soupe de son de blé
1 cuillère à café de sel de mer fin
2 gouttes d'huile essentielle de Citron
1 yaourt nature

• Dans un bol, mélanger tous les ingrédients et malaxer pour obtenir une pâte homogène.

• Appliquer sur le visage et gommer du bout des doigts en tournant dans le sens des aiguilles d'une montre. Insister sur les parties médianes. Rincer à l'eau froide.
• 1 fois par semaine.

MASQUE ASTRINGENT AU CONCOMBRE

→ Astringent et raffermissant, pour peaux grasses. Ne doit pas être utilisé sur des peaux sensibles ou sèches.

1/4 de concombre pelé
2 gouttes d'huile essentielle de Citron
1 cuillère à café d'eau florale d'Hamamélis
1 blanc d'œuf battu en neige

• Battre un blanc d'œuf en neige. Mixer le concombre. Mélanger doucement le tout. Ajouter l'eau florale et l'huile essentielle.
• Appliquer sur le visage et conserver 15 minutes. Rincer à l'eau froide.
• 1 fois par semaine.

MASQUE PURIFIANT ET NETTOYANT

→ Convient à tous les types de peau.

1 cuillère à soupe de yaourt nature
1 cuillère à soupe de levure de bière en poudre
1 cuillère à café de jus de citron frais
1 cuillère à café d'huile d'olive
2 gouttes d'huile essentielle de Thym

• Mélanger tous les ingrédients.
• Appliquer sur le visage et conserver 15 minutes. Rincer à l'eau froide.
• 1 fois par semaine.

MASQUE REVITALISANT ANTICOUPEROSE

→ Hydratant et circulatoire. Convient à toutes les peaux, mais il est particulièrement recommandé en cas de couperose.

1/2 avocat bien mûr
1 cuillère à café de jus de tomate frais
1 cuillère à café de jus de citron frais
2 gouttes d'huile essentielle de Cyprès

• Mixer la pulpe d'avocat. Ajouter le jus de tomate et le jus de citron. Ajouter l'huile essentielle. Mélanger soigneusement.

- Appliquer sur le visage et conserver 20 minutes. Rincer à l'eau froide.
- 1 fois par semaine.

MASQUE ANTI-ACNÉ À LA PRUNE

→ Astringent. Adapté aux personnes qui souffrent d'acné.

100 g de prunes bouillies
1 cuillère à café d'huile de noisette
2 gouttes d'huile essentielle de Thym

- Faire bouillir 100 g de pulpe de prunes et les mixer. Ajouter l'huile de noisette et l'huile essentielle.
- Appliquer sur le visage et conserver 15 minutes Rincer à l'eau froide.
- 1 fois par semaine.

HYGIÈNE BUCCALE

BAIN DE BOUCHE À LA MENTHE ET AU ROMARIN

→ Antiseptique.

500 ml d'eau filtrée
1 cuillère à café de lait en poudre écrémé
2 gouttes d'huile essentielle de Menthe
2 gouttes d'huile essentielle de Romarin

- Délayer le lait en poudre dans un peu d'eau. Ajouter les huiles essentielles, puis l'eau filtrée.
- Utiliser tous les jours, en bain de bouche.

BAIN DE BOUCHE À L'EUCALYPTUS

→ Rafraîchissant, pour calmer les gencives irritées.

500 ml d'eau filtrée
1 cuillère à café de lait en poudre écrémé
1 goutte d'huile essentielle de Girofle
2 gouttes d'huile essentielle d'Eucalyptus

- Délayer le lait en poudre dans un peu d'eau. Ajouter les huiles essentielles, puis l'eau filtrée.
- Utiliser tous les jours, en bain de bouche.

ÉLIXIR DENTIFRICE

→ Assainit et et blanchit les dents

2 gouttes d'huile essentielle de Cannelle
2 gouttes d'huile essentielle de Girofle
2 gouttes d'huile essentielle de Menthe
2 gouttes d'huile essentielle de Thym
250 ml d'alcool à 60 °

• Mélanger les huiles essentielles à l'alcool. Laisser macérer une semaine.
• Verser 1/2 cuillère à café dans un verre d'eau tiède et brosser les dents avec la préparation.
• 2 fois par semaine.

SOINS DES CHEVEUX

HUILE CAPILLAIRE AUX PROTÉINES

→ Pour dynamiser les cheveux.

50 ml d'huile de ricin
2 gouttes d'huile essentielle de Romarin
2 gouttes d'huile essentielle de Citron
2 gouttes d'huile essentielle d'Ylang-Ylang

• Ajouter les huiles essentielles à l'huile de Ricin. Laisser macérer une semaine.
• Appliquer quelques gouttes sur le cuir chevelu. Masser du bout des doigts. Allonger l'huile sur toute la longueur avec un peigne fin. Conserver 30 minutes et laver avec un shampooing doux.
• 2 fois par semaine.

HUILE CAPILLAIRE À L'AVOCAT

→ Pour donner du volume aux cheveux difficiles à coiffer.

50 ml d'huile d'avocat
1 jaune d'œuf
2 gouttes d'huile essentielle de Citronnelle
2 gouttes d'huile essentielle de Cyprès

• Mélanger le jaune d'œuf à l'huile d'avocat. Ajouter les huiles essentielles.
• Masser le cuir chevelu avec cette huile. Allonger sur toute la longueur avec un peigne fin. Conserver 30 minutes. Laver avec un shampooing doux.
• 1 fois par semaine.

CATAPLASME CAPILLAIRE

→ Pour activer la pousse des cheveux.

3 cuillères à soupe de poudre de prêle
3 cuillères à soupe de poudre d'argile verte
2 gouttes d'huile essentielle de Romarin
2 gouttes d'huile essentielle de Citron
1 cuillère à soupe de rhum brun

- Mélanger les deux poudres avec un peu d'eau chaude pour obtenir une pâte épaisse. Mélanger le rhum avec les huiles essentielles, et les ajouter à la pâte. Si celle-ci est trop épaisse, allonger avec un peu d'eau chaude.
- Appliquer sur les cheveux. Masser du bout des doigts. Étaler sur toute la longueur, avec un peigne. Entourer la tête d'une feuille aluminium. Conserver une heure. Faire ensuite un shampooing doux.
- Renouveler 1 fois par semaine.

TRAITEMENT CAPILLAIRE À L'HUILE D'AMANDE ET AU MIEL

→ Fortifie les cheveux secs, abîmés et fourchus.

2 cuillères à soupe d'huile d'amande douce
1 cuillère à café de miel liquide
2 gouttes d'huile essentielle de Cyprès

- Mélanger le miel et l'huile essentielle. Ajouter l'huile d'amande. Émulsionner.
- Appliquer sur les cheveux. Conserver 30 minutes. Faire un shampooing doux.
- 1 fois par semaine.

SOINS DES MAINS

HUILE DE NUIT AUX AMANDES ET AU MIEL

→ Une lotion traitante grasse qui doit être massée sur les mains, tous les soirs, au coucher.

1 cuillère à soupe d'huile d'amande douce
1 cuillère à soupe d'huile d'olive
1 cuillère à café de miel liquide
2 gouttes d'huile essentielle de Citron

- Mélanger tous les ingrédients et conserver dans un flacon en verre
- Appliquer chaque soir. Masser soigneusement.

BAIN POUR LES MAINS À L'HUILE D'OLIVE

→ Un véritable bain de jouvence pour les mains âgées et ridées. Atténue les taches.

200 ml d'huile d'olive
1 jus de citron
3 gouttes d'huile essentielle de Persil

- Mélanger les ingrédients dans un récipient de porcelaine ou de verre.
- Chauffer la préparation en plaçant le récipient dans de l'eau chaude pour la faire tiédir. Plonger les mains dans ce bain tiède 1 fois par semaine, pendant 20 minutes.

SOINS DES PIEDS

HUILE DE MASSAGE À LA GIROFLE

→ Pour relaxer les pieds fatigués

3 cuillères à soupe d'huile d'olive
3 gouttes d'huile essentielle de Girofle

- Mélanger les huiles et masser les pieds chaque fois que le besoin s'en fait sentir.

BAIN DE PIEDS AUX PLANTES

→ Un bain relaxant, pour pieds fatigués et échauffés.

1 cuvette d'eau chaude
2 cuillères à soupe de lait en poudre
3 gouttes d'huile essentielle de Romarin
3 gouttes d'huile essentielle de Lavande
3 gouttes d'huile essentielle de Genévrier

- Dans un bol, délayer le lait en poudre avec un peu d'eau chaude. Ajouter les huiles essentielles. Verser le tout dans la cuvette d'eau chaude.
- Tous les soirs ou chaque fois que le besoin s'en fait sentir.

CRÈME HYDRATANTE POUR LES PIEDS

→ Une crème émolliente et adoucissante, contre les pieds secs.

6 cuillères à soupe de lanoline blanche
3 cuillères à soupe d'huile d'amande douce
3 cuillères à soupe de glycérine
3 gouttes d'huile essentielle de Lavande

• Au bain-marie, mélanger la lanoline, l'huile d'amande douce et la glycérine. Laisser tiédir et ajouter l'huile essentielle. Mélanger et laisser refroidir.
• Masser les pieds avec cette crème tous les soirs, après la douche.

SOINS DU CORPS

HUILE DE BAIN

→ Relaxante et adoucissante pour l'épiderme.

5 cuillères à soupe d'huile d'amande
1 cuillère à café de miel liquide
1 cuillère à café de lait en poudre
3 gouttes d'huile essentielle d'Ylang-Ylang

• Délayer le lait en poudre avec un peu d'eau chaude. Ajouter l'huile essentielle. Bien mélanger. Ajouter l'huile d'amande et le miel. Verser dans l'eau chaude du bain.

BAIN MOUSSANT À LA VERVEINE

→ Un bain voluptueux, délicieusement parfumé et adoucissant pour la peau.

5 cuillères à soupe de shampooing pour bébé
1 cuillère à soupe de poudre de jaune d'œuf
3 gouttes d'huile essentielle de Verveine

• Délayer la poudre d'œuf avec un peu d'eau chaude et ajouter l'huile essentielle. Mélanger au shampooing et verser le tout dans l'eau chaude du bain.

HUILE DE MASSAGE CIRCULATOIRE

→ Nourrissante et activatrice de la circulation pour le corps.

4 cuillères à soupe d'huile d'amande douce
4 cuillères à soupe d'huile de germe de blé
5 cuillères à soupe d'huile de noyau d'abricot
2 cuillères à soupe d'huile de sésame
3 gouttes d'huile essentielle de Citron
3 gouttes d'huile essentielle de Cyprès

• Dans un grand flacon, mélanger les 4 huiles. Agiter. Ajouter les huiles essentielles. Agiter de nouveau.
• Masser le corps 1 fois par jour, après la douche.

HUILE ANTIVERGETURES

30 ml d'huile d'avocat
30 ml d'huile de germe de blé
30 ml d'huile hyperoxygénée
40 ml d'huile d'olive
3 gouttes d'huile essentielle de Cyprès
2 gouttes d'huile essentielle de Romarin
2 gouttes d'huile essentielle de Citron

- Mélanger les 4 huiles. Agiter. Ajouter les huiles essentielles. Agiter de nouveau.
- Masser les zones présentant des vergetures, 1 fois par jour.

CATAPLASME ANTICELLULITE RAFFERMISSANT

3 cuillères à soupe de poudre de prêle
3 cuillères à soupe de poudre d'argile verte
2 cuillères à soupe d'huile d'avocat
1 poignée de son de blé
2 cuillères à soupe d'huile d'avocat
3 gouttes d'huile essentielle de Marjolaine
3 gouttes d'huile essentielle de Verveine
5 gouttes d'huile essentielle de Citron

- Mélanger les poudres avec le son. Ajouter de l'eau chaude jusqu'à obtenir une pâte épaisse. Mélanger l'huile d'avocat aux huiles essentielles et mélanger le tout à la pâte.
- Étaler sur une feuille d'aluminium, puis appliquer sur les zones à traiter.
- 2 fois par semaine.

VINAIGRE TONIQUE ANTISEPTIQUE

→ Pour tonifier et aseptiser la peau. Contre les affections cutanées.

500 ml de vinaigre blanc
3 gouttes d'huile essentielle de Girofle
2 gouttes d'huile essentielle de Citron
2 gouttes d'huile essentielle de Lavande
2 gouttes d'huile essentielle de Thym

- Verser le vinaigre dans un flacon. Ajouter les huiles essentielles. Laisser macérer une semaine.
- Agiter avant chaque utilisation et appliquer sur la peau en frictionnant.

VINAIGRE VIRGINAL

→ Pour adoucir et tonifier votre peau.

500 ml d'alcool à 60 °
500 ml de vinaigre blanc
10 gouttes d'huile essentielle de Géranium

- Mélanger alcool et vinaigre. Ajouter l'huile essentielle.
- Une cuillère à soupe pour un bain chaud.

PARFUMS

EAU DE COLOGNE EXOTIQUE

10 gouttes d'huile essentielle de Girofle
20 gouttes de teinture de musc
3 gouttes d'huile essentielle de Lavande
500 ml d'alcool à 60 °
500 ml d'eau distillée

- Verser l'alcool dans un flacon d'un litre. Ajouter les huiles essentielles et la teinture.
- Laisser macérer 2 semaines, à l'ombre. Ajouter l'eau distillée.

EAU DE COLOGNE BIGARADE

3 gouttes d'huile essentielle de Bergamote
2 gouttes d'huile essentielle de Thym
1 clou de girofle
150 ml d'eau de fleur d'oranger
1 litre d'alcool pur
1 litre d'eau distillée

- Verser l'alcool dans un flacon de 2 litres. Ajouter les huiles essentielles, le clou de girofle et l'eau de fleur d'oranger.
- Laisser macérer 2 semaines, à l'ombre. Ajouter l'eau distillée.

EAU HONGROISE

150 ml d'alcool pur
150 ml d'eau de fleur d'oranger
1/4 de cuillère à café de clous de girofle pilés
3 gouttes d'huile essentielle de Citron
3 gouttes d'huile essentielle d'Orange
4 cuillères à soupe de pétales de rose rouge
4 cuillères à soupe de feuilles de menthe fraîche hachées

- Dans un grand flacon, verser l'alcool et l'eau de fleur d'oranger. Ajouter les huiles essentielles et les plantes.
- Laisser macérer 4 semaines et filtrer.

Recettes de cuisine aux huiles essentielles

Savez-vous que les huiles essentielles agrémentent merveilleusement la cuisine ?

Savez-vous quels avantages vous allez en retirer ?

→ vous allez parfaitement digérer ;

→ vous serez beaucoup moins ballonné ;

→ votre transit intestinal sera amélioré ;

→ vous ne serez plus fatigué après les repas ;

Peut-être me direz-vous, comme l'un de mes amis : « Avec tes recettes aux huiles essentielles... je pète le feu ! »

Il voulait dire : « Je me sens plus énergique ! »

PETIT DÉJEUNER

→ Pour éviter le « coup de pompe » de 11 heures !

Assiette de flocons aux fruits secs et au yaourt

Pour 4 personnes

100 g de son de blé
2 cuillères à soupe de flocons d'avoine
1 cuillère à soupe de raisins de Corinthe blonds
2 cuillères à soupe d'abricots séchés
4 tranches de poires séchées
4 yaourts nature
1 cuillère à soupe de cerneaux de noix
1 goutte d'huile essentielle de Cannelle
1 cuillère à café de sucre de canne roux

- Hacher les abricots et les poires en petits morceaux. Ajouter les raisins secs et mélanger.
- Mélanger, par ailleurs, le son et les flocons d'avoine.
- Incorporer la première préparation à la seconde. Ajouter les yaourts et l'huile essentielle de Cannelle.
- Mélanger bien le tout et saupoudrer de noix hachées et de sucre de canne roux juste avant de servir.

POTAGE

Crème de lentilles au gingembre

Pour 4 personnes

250 g de lentilles, trempées et égouttées
1 gros oignon, finement émincé
1 feuille de laurier
1 carotte pelée et tronçonnée en petits morceaux
4 verres de bouillon de légumes
2 branches de céleri coupées en petits morceaux
Sel, poivre
1 goutte d'huile essentielle de Gingembre

- Mettre les lentilles dans une casserole et ajouter l'oignon, la carotte, le céleri, le laurier, le sel et le poivre.
- Mouiller avec le bouillon et laisser cuire doucement, pendant 45 minutes.
- Lorsque les lentilles sont bien tendres, ajouter l'huile essentielle de Gingembre et mixer le tout.
- Si vous n'aimez pas le gingembre, vous pouvez le remplacer par de l'huile essentielle de Cumin ou de Fenouil.

SALADES

Salade de fenouil aux noisettes

Pour 4 personnes

4 petits bulbes de fenouil
2 petits cœurs de laitue
1 cuillère à soupe de jus de citron
3 cuillères à soupe d'huile d'olive
1 cuillère à soupe d'huile de noisette
1 cuillère à soupe de vinaigre
2 gouttes d'huile essentielle d'Estragon
2 cuillères à soupe de noisettes hachées
Sel, poivre

- Ébouillanter les fenouils pendant quelques minutes, égoutter et hacher grossièrement.
- Émincer la laitue en chiffonnade.
- Préparer la sauce en émulsionnant dans un bol le vinaigre, le jus de citron et les huiles. Ajoutez l'huile essentielle d'Estragon, le sel et le poivre.
- Assaisonner le mélange laitue fenouil et saupoudrer de noisettes hachées.

Rémoulade de céleri aux champignons

Pour 4 personnes

500 g de céleri-rave
Le jus d'un citron
2 yaourts nature
2 cuillères à soupe de fromage blanc
200 g de champignons de Paris
2 cuillères à soupe d'amandes effilées
1 cuillère à soupe de moutarde douce
1 goutte d'huile essentielle de Muscade
Sel, poivre
1 cuillère à soupe de persil plat, haché

- Peler le céleri, le citronner et le râper. Saler et poivrer.
- Nettoyer les champignons, les hacher grossièrement en les citronnant également pour éviter qu'ils ne noircissent.
- Préparer une sauce onctueuse en mélangeant le yaourt avec le fromage blanc et un peu de citron pour que le mélange soit assez fluide. Saler et poivrer, ajouter l'huile essentielle de Muscade et la cuillère de moutarde.
- Mélanger le céleri et les champignons, ajouter la sauce.
- Remuer, saupoudrer avec le persil et les amandes.

RIZ ET PÂTES

Riz aux girolles

Pour 4 personnes

350 g de riz blanc long
300 g de girolles fraîches (ou surgelées)
3 oignons pelés et émincés
1 gousse d'ail hachée
3 cuillères à soupe d'huile d'olive
50 g de beurre
1 dose de safran
2 gouttes d'huile essentielle de Citron
100 cl de bouillon de volaille
60 g de parmesan râpé
2 cuillères à soupe de persil plat, haché
Sel, poivre

• Faire revenir la moitié des oignons et l'ail haché dans une casserole, avec 1 cuillère à soupe d'huile. Ajouter les champignons nettoyés, coupés en morceaux s'ils sont gros. Saler et poivrer. Cuire à découvert et à feu doux, pendant 10 minutes. Tenir au chaud.
• Chauffer 30 g de beurre avec le reste d'huile dans une cocotte. Verser le riz en pluie et remuer en ajoutant l'oignon restant.
• Après 5 minutes, ajouter les champignons et mouiller avec le bouillon qui doit représenter 2 fois le volume du riz. Cuire doucement pendant 20 minutes.
• Ajouter le reste de beurre en petits morceaux, l'huile essentielle de Citron, le safran et le parmesan. Bien mélanger et servir très chaud.

Spaghettis sauce courgette, tomate et origan

Pour 4 personnes

250 g de spaghettis
500 g de courgettes, émincées finement
3 cuillères à soupe d'huile d'olive
50 g de beurre
1 oignon haché
1 gousse d'ail hachée
1 poivron rouge, épépiné et taillé en petits dés
300 g de tomates pelées et concassées
2 gouttes d'huile essentielle d'Origan
Sel, poivre
Parmesan râpé

- Chauffer 1 cuillère à soupe d'huile et le beurre dans un poêlon. Ajouter l'oignon et l'ail hachés, et laisser revenir doucement pendant 5 minutes.
- Ajouter le poivron et les courgettes. Remuer et cuire à feu doux pendant 5 minutes.
- Ajouter les tomates, l'origan, saler et poivrer. Mijoter pendant 15 minutes.
- Cuire les spaghettis dans une grande marmite d'eau salée. Égoutter et mélanger avec la sauce courgette-tomate-origan. Remuer et servir aussitôt.

DESSERTS

Papillotes de pommes farcies au miel

Pour 4 personnes

4 grosses pommes
4 cuillères à soupe de raisins secs blonds
1 goutte d'huile essentielle de Cannelle
2 cuillères à soupe de miel liquide

- Laver les pommes, les essuyer mais ne pas les peler. Évider soigneusement leur centre.
- Répartir les raisins secs en les glissant à l'intérieur de chaque pomme.
- Mélanger le miel avec l'huile essentielle de Cannelle et verser le mélange dans chaque pomme.
- Préparer 4 carrés de papier d'aluminium et poser une pomme au milieu de chacun d'eux. Ourler les bords pour faire 4 papillotes.
- Cuire à four doux, pendant 20 minutes. Servir tiède.

Tarte aux abricots et amandes

Pour 6 personnes

125 g de farine
6 cuillères à soupe d'amandes effilées, hachées
6 cuillères à soupe de noisettes concassées
4 cuillères à soupe de sucre en poudre
40 g de beurre
2 œufs entiers
1 blanc d'œuf supplémentaire
2 cuillères à soupe de jus de citron
400 g d'oreillons d'abricots
3 cuillères à soupe de marmelade d'abricots
1 goutte d'huile essentielle d'Amande amère

- Verser la farine dans une terrine, ajouter 2 cuillères à soupe d'amandes et les noisettes hachées, puis 1 cuillère à soupe de sucre.
- Incorporer le beurre en petits morceaux, du bout des doigts.
- Ajouter le jus de citron et un œuf entier, puis juste assez d'eau froide pour obtenir une pâte ferme. Ramasser en boule et placer 30 minutes au réfrigérateur.
- Abaisser la pâte sur 8 mm d'épaisseur et garnir une tourtière d'environ 20 cm de diamètre. Placer au four (180 °C) pendant 10 minutes pour la faire dorer.
- Égoutter les abricots.
- Mélanger la marmelade d'abricots au reste des amandes, à l'huile essentielle d'Amandes amères et à un jaune d'œuf.
- Fouetter les blancs en neige très ferme, en incorporant le sucre restant. Incorporer les blancs à la marmelade.
- Verser cette préparation dans le moule, disposer les oreillons d'abricots par-dessus et cuire à four chaud (180 °C) pendant 1 heure. Servir tiède.

Bains aromatiques

La synergie parfaite des 41 huiles essentielles stimule et régule toutes vos fonctions organiques.

Cependant, si l'envie vous vient de stimuler, sélectivement, certaines fonctions, vous pouvez également confectionner « sur mesure » vos bains de santé.

En voici quelques exemples.

Utilisées en mélange dans l'eau chaude d'un bain, les huiles essentielles donnent le maximum de leur efficacité. Leur très fort pouvoir iatraliptique (pouvoir de pénétration à travers l'épiderme) leur permet de passer la barrière cutanée. Véhiculées instantanément par le sang à travers tout l'organisme, elles vont l'irriguer et agir immédiatement sur les organes pour lesquels elles ont une efficacité particulière (tropisme).

Mais faites très attention :

Une huile essentielle ne se mélange pas à l'eau du bain. Elle va surnager, comme les « yeux d'un bouillon gras ». Elle n'aura aucune efficacité. En revanche, elle se « collera » sur la peau et l'irritera.

Il faut rendre l'huile essentielle hydrodispersible, c'est-à-dire trouver un agent neutre qui lui permettra de se mélanger à l'eau du bain.

Plusieurs hydrodispersants chimiques existent. Ils sont neutres, parfaitement bien supportés par la peau. Ils sont employés dans les « bains aux huiles essentielles » du commerce. Vous pouvez les utiliser sans risque.

Cependant, pour être efficace, un produit pour le bain doit être concentré, au minimum, à 12 % d'huiles essentielles naturelles. Cela doit figurer dans sa formule, c'est obligatoire. Vérifiez. Le summum, ce sont les bains à 35 %, très difficiles à trouver

Vous pouvez également faire vos propres mélanges, en utilisant comme agent de dispersion :

- le lait en poudre
- le jaune d'œuf en poudre (excellent pour la peau)
- le savon noir dont l'effet « révulsif » est utile en cas de fatigue, hypertension, bronchite et rhume.

– Il faut compter 4 cuillères à soupe de l'un ou de l'autre pour un grand bain chaud et y mélanger les huiles essentielles dans un bol, en ajoutant un peu d'eau très chaude. Verser ensuite la préparation dans l'eau du bain.

– L'eau du bain sera très chaude, aussi chaude que vous pouvez le supporter sans malaise. Il faut être «bien» dans son bain.

– Sa durée sera de 10 minutes.

– Un bain chaud doit toujours – c'est obligatoire – être suivi d'une douche froide des jambes, pour éviter les stases veineuses.

– Ne pas dépasser un total de 30 gouttes d'huiles essentielles.

LES GRANDS MÉLANGES

CELLULITE

- Marjolaine, Verveine, Citron.

CIRCULATION ARTÉRIELLE

- Romarin (interdit en cas d'hypertension).

CIRCULATION VEINEUSE

- Cyprès, Sarriette, Genièvre.

EXCÈS DE GRAISSES

- Sauge, Thym.

INSOMNIE, NERVOSITÉ

- Lavande, Oranger.

FATIGUE GÉNÉRALE

- Thym, Romarin (fatigue physique), Citron, Genièvre (pléthore).

FATIGUE SEXUELLE

- Ylang-Ylang, Sarriette.

RHUME, TOUX

- Eucalyptus, Pin.

TRANSPIRATION EXCESSIVE

- Sauge, Genièvre.

Les huiles essentielles sur prescription médicale

Mon conseil est simple :

- L'utilisation des huiles essentielles est préférable sous forme externe : bain, massage, friction, cataplasme, lavement, gargarisme, etc.
- La formule la plus efficace : l'utilisation des 41 huiles essentielles en synergie, parfaitement dosée.

Toutefois, avec l'avis de votre praticien aromathérapeute, avec l'accord de votre pharmacien, vous pouvez également faire confectionner des mélanges plus concentrés, plus actifs, mais aussi plus difficiles à manipuler.

En voici quelques exemples que je n'utilise que sur une prescription indiquant le mode d'emploi et la posologie.

GÉLULES

Apéritives – Digestives

DIGESTION LENTE
Huile ess. de Sarriette .... **0,02 g**
Huile ess. de Sauge .... **0,01 g**
Huile ess. de Myrrhe .... **0,02 g**

FLATULENCES, BALLONNEMENTS
Huile ess. d'Origan .... **0,01 g**
Huile ess. de Gingembre .... **0,01 g**
Huile ess. de Laurier .... **0,01 g**
Huile ess. de Fenouil .... **0,01 g**
Huile ess. d'Estragon .... **0,01 g**

MANQUE D'APPÉTIT
Huile ess. de Basilic .... **0,01 g**
Huile ess. de Bergamote .... **0,01 g**
Huile ess. de Lavande .... **0,01 g**
Huile ess. de Sauge .... **0,01 g**
Huile ess. de Cannelle .... **0,01 g**

Calmantes

FATIGUE NERVEUSE
Huile ess. de Lavande .... **0,01 g**
Huile ess. de Marjolaine .... **0,01 g**
Huile ess. de Camomille .... **0,01 g**
Huile ess. d'Estragon .... **0,01 g**

Hépatiques

CONGESTION DU FOIE
Huile ess. de Persil .... **0,02 g**
Huile ess. de Sauge .... **0,01 g**
Huile ess. de Citron .... **0,01 g**
Huile ess. de Genièvre .... **0,01 g**
Huile ess. d'Anis vert .... **0,01 g**
Huile ess. de Romarin .... **0,01 g**

VÉSICULE PARESSEUSE
Huile ess. de Romarin .... **0,02 g**
Huile ess. de Sauge .... **0,01 g**
Huile ess. de Persil .... **0,01 g**
Huile ess. de Thym .... **0,01 g**
Huile ess. de Verveine .... **0,01 g**

Respiratoires

ESSOUFLEMENT
Huile ess. d'Origan .... **0,01 g**
Huile ess. de Persil .... **0,01 g**
Huile ess. de Carotte .... **0,01 g**
Huile ess. de Laurier .... **0,01 g**
Huile ess. de Niaouli .... **0,01 g**

BRONCHITE
Huile ess. de Niaouli .... **0,01 g**
Huile ess. de Pin .... **0,01 g**
Huile ess. de Millepertuis .... **0,01 g**
Huile ess. de Marjolaine .... **0,01 g**
Huile ess. de Laurier .... **0,01 g**

Rhumatismales

ARTHROSE

Huile ess. de Marjolaine....0,01 g
Huile ess. de Carvi....0,01 g
Huile ess. de Genièvre....0,01 g
Huile ess. de Thym....0,01 g
Huile ess. de Lavande....0,01 g

ARTHRITE

Huile ess. de Genièvre....0,01 g
Huile ess. de Citron....0,02 g
Huile ess. de Thym....0,01 g
Huile ess. de Sassafras....0,01 g
Huile ess. d'Origan....0,01 g

Dynamisantes

FATIGUE PHYSIQUE

Huile ess. de Carotte....0,02 g
Huile ess. de Genièvre....0,01 g
Huile ess. de Girofle....0,01 g
Huile ess. de Santal....0,01 g
Huile ess. de Romarin....0,01 g

IMPUISSANCE – PROSTATISME

Huile ess. de Citron....0,01 g
Huile ess. de Cannelle....0,01 g
Huile ess. de Carotte....0,01 g
Huile ess. de Sarriette....0,01 g
Huile ess. de Romarin....0,01 g
Huile ess. d'Ylang-Ylang....0,01 g

ANTIDIABÉTIQUES

Huile ess. de Genièvre....0,01 g
Huile ess. de Géranium....0,01 g
Huile ess. d'Eucalyptus....0,01 g

Dépuratives du sang

NERVOSITÉ ET MAUVAISE ÉLIMINATION RÉNALE

Huile ess. de Camomille....0,01 g
Huile ess. de Citron....0,01 g
Huile ess. de Sassafras....0,01 g
Huile ess. de Lavande....0,01 g
Huile ess. de Genièvre....0,01 g
Huile ess. de Cyprès....0,01 g

PLÉTHORE ET DIGESTION LENTE

Huile ess. d'Anis vert....0,01 g
Huile ess. de Carvi....0,01 g
Huile ess. de Genièvre....0,02 g
Huile ess. de Verveine des Indes....0,02 g

Dépuratives des reins

MICTIONS NOCTURNES TROP FRÉQUENTES

Huile ess. de Genièvre....0,02 g
Huile ess. de Citron....0,02 g
Huile ess. de Sassafras....0,01 g
Huile ess. de Cajeput....0,01 g

RÉTENTION D'EAU

Huile ess. de Genièvre....0,02 g
Huile ess. de Thym....0,02 g
Huile ess. de Bornéo....0,005 g
Huile ess. de Girofle....0,005 g
Huile ess. d'Estragon....0,005 g

Circulatoires

JAMBES LOURDES

Huile ess. de Cyprès ..... **0,02 g**
Huile ess. de Romarin ..... **0,02 g**

BOUFFÉES DE CHALEUR

Huile ess. de Carvi ..... **0,02 g**
Huile ess. de Citron ..... **0,01 g**
Huile ess. de Thym ..... **0,01 g**
Huile ess. de Cyprès ..... **0,01 g**
Huile ess. de Sauge ..... **0,01 g**

Suppositoires

DÉPURATIF DES POUMONS

Huile ess. de Thym rouge ..... **0,20 g**
Huile ess. de Cyprès ..... **0,20 g**
Huile ess. de Cajeput ..... **0,20 g**
Huile ess. de Citron ..... **0,20 g**
Huile ess. de Myrrhe ..... **0,20 g**
Excipient q.s.p. ... **1 suppositoire de 3 g**

CALMANT – SÉDATIF

Huile ess. de Mélisse ..... **0,20 g**
Huile ess. de Marjolaine ..... **0,20 g**
Huile ess. de Lavande ..... **0,20 g**
Excipient q.s.p. ... **1 suppositoire de 3 g**

Ovules gynécologiques

DÉSINFECTANT – ANTIMYCOSIQUE

Huile ess. de Sarriette ..... **2 gouttes**
Argile verte ..... **1 g**
Huile hyperoxygénée ..... **1 g**
Excipient gélatineux ..... **12 g**

Table

Les propriétés des huiles essentielles sont innombrables.
Il est important d'apprendre à les utiliser sans risque.
N'hésitez pas à me demander conseil :
www.blog.michelbontemps.com
ou par courrier :
Michel Bontemps
Clinic Alternativ
Route de Frontenex, 88
CH – 1208 Genève